患者背景を
ふまえた
アプローチ

緩和ケアで
関わりづらさを
感じたら

A palliative care
based on
patient
grounds

田村恵子
大阪歯科大学専任教授

JN012118

MC メディカ出版

巻頭言

　わが国においては、2020年1月上旬、新型コロナウイルス感染症（coronavirus disease 2019：COVID-19）が確認されました。あれから3年あまり、世界中でCOVID-19感染症との戦いが続きました。未曾有の感染症蔓延のなかで、感染された患者さんを救いたい、ご家族の不安や恐怖に寄り添いたいなど、自身の疲れを顧みず精一杯看護に取り組んでこられた皆さまの姿に同じ看護職として誇らしさを感じております。

　さて、本書はこのような状況下においても、より適切で質の高い看護の提供を目指しておられる看護職の皆さまに対して、特に患者さん、ご家族への関わりづらさを感じたときに、新たなアプローチ方法や考え方を導きだすことができることを意図して、臨床に直結した視点からヒントをまとめました。

　はじめに緩和ケアの目的や全人的アプローチについて改めて確認します。そして緩和ケア看護における基本的なコミュニケーションスキルとして、がん患者さんの心理やそれを踏まえたコミュニケーションについて整理します。そのうえで皆さまが日々の臨床の場で「患者さんやそのご家族と関わりづらいな」あるいは「接し方が難しいな」と感じるような事例を取り上げ、そのアセスメントと対応について考えていきます。ここは看護領域でも現在、ホットトピックの一つとなっていますので、最新の知見も整理しながらみていきましょう。

　看護職が日々のベッドサイドケアで困ったな、難しいなと感じる場面に直面したとき、教科書ではカバーされていない、想像がつきにくい場面を実践的な視点で提示しています。本書を片手に、どのようにアセスメントするのか、どんなケアや対応が適切なのかについて考えていただき、皆さまの看護実践に役立てていただけることを願っております。

2023年5月

田村恵子

患者背景を
ふまえた
アプローチ

A palliative care
approach based on
patient backgrounds

緩和ケアで
関わりづらさを
感じたら

Contents

3章 看護師が関わりづらさを感じるときのアセスメントと対応

4章 看護師が難しさを感じる場面のアセスメントと対応

5章 発達障害の影響を考慮した対応

6章 まとめ

1章

緩和ケアの目的と
全人的アプローチ

はじめに

　皆さん、こんにちは。田村恵子です。本書は、2021 年 10 月に収録したセミナー「緩和ケアにおける関わりづらさを感じるときのコミュニケーション」を再構成したものです。緩和ケアにおいて看護師が関わりづらさを感じるときのコミュニケーションについて、皆さんと一緒に学んでいきたいと思います。

　まずはじめに、緩和ケアの目的と全人的アプローチについてお話し

本書のアウトライン

- 緩和ケアの目的と全人的アプローチ
- がん患者さんの心理とコミュニケーション
- 看護師が関わりづらさを感じるとは
  - －事例を通して考えてみましょう
  - →何度説明しても、患者さんの理解が得られない
  - →患者さんが治療をあきらめたくないと話すとき
  - →こだわりが強いなと感じるとき
  - →「間違ってはいない」けど何かが違うと感じるとき
  - →患者さんが怒りを表出したとき
  - →発言力の大きい遠方の家族が登場したとき
- 発達障害の影響を考慮した対応
- まとめ

します。それから、がん患者さんの心理とコミュニケーションについてもお話しします。これらのお話は、皆さんにとっては復習のような内容になるかもしれません。

　そのあとは、本書の中心になるお話です。皆さんが臨床でお困りになっていると思われる「関わりづらさを感じる場合」について、事例を通して一緒に考えていきます。

　その次は、発達障害の影響を考慮した対応です。今、大人の人たちの発達障害というものが非常に話題になっています。関わりづらさの原因のすべてが発達障害だとは言いませんが、念頭に置いておくことでよりよい関わりができることもあります。そこで、発達障害についても整理しておきたいと思います。

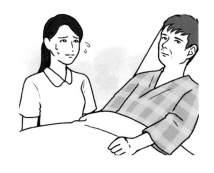

緩和ケアの目的と全人的アプローチ

緩和ケアの定義

　皆さんよくご存じのように、2018 年に WHO によって、緩和ケアの新しい定義が出されました。

　この定義によると、「緩和ケアとは、生命をおびやかす病に関連する問題に直面している成人と小児の患者およびその家族の苦痛を予防し、やわらげることです。これらの問題には、患者の身体的、精神的、社会的、スピリチュアルな苦痛、そして家族の精神的、社会的、スピリチュアルな苦痛が含まれる」とあります [1]。

　従来の定義との違いを感じている人もいるでしょう。新しい定義ではまず、「小児の患者さんも対象にします」ということが明確にされました。それから、患者さんの家族も対象になりました。また、私たちのケア対象となる家族の苦痛には、心の問題や社会的な問題、スピリチュアルな問題も含まれることが強調されていると言えるでしょう。

　私は緩和ケアのなかでも、スピリチュアルな分野についての研究に取り組んでいます。また、家族に対する緩和ケアの必要性も感じていましたので、新しい定義を見たときは「やった！」という嬉しい気持ちがありました。皆さんは、この定義をご覧になっていかがでしょうか。

WHO による緩和ケアの定義（2018 年）[1]

● 緩和ケアとは、生命をおびやかす病に関連する問題に直面している成人と小児の患者およびその家族の苦痛を予防し、やわらげることである。これらの問題には、患者の身体的、精神的、社会的、スピリチュアルな苦痛、そして家族の精神的、社会的、スピリチュアルな苦痛が含まれる。

● WHO defines palliative care as the prevention and relief of suffering of adult and peadiatric patients and their families facing the problems associated with life-threatening illness. These problems include physical, psychological, social and spiritual suffering of patients and psychological, social and spiritual suffering of family members.

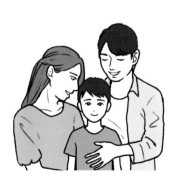

緩和ケアの目的

　先ほどの定義に基づいて、緩和ケアの目的をまとめてみました。患者さんの身体的、精神的、社会的、スピリチュアルな苦痛、すなわち全人的苦痛から生ずる問題を早期に見出し、的確に評価して対応することが大切です。

緩和ケアの目的

- 患者さんの全人的苦痛（身体的、精神的、社会的、スピリチュアルな苦痛）から生ずる問題を早期に見出し、的確に評価して対応すること。
- それらの対応を通して、人間としての尊厳を高め、快適で心地よい日常生活が過ごせるように支援する。
- そのために緩和ケアにおいては、患者さんを全人的にとらえ、関わることが求められている。

　そういった対応を通して、人間としての尊厳を高め、快適で心地よい日常生活が過ごせるように支援していくことが大事ですね。いわゆる“QOLをより良くしていく”ということでもあります。

　そのために私たちに求められていることは、患者さんを全人的に「まなざす」ことです。「まなざす」とはもう少し平たく言うと、「とらえる」という意味です。つまり緩和ケアでは、患者さんを全人的にとらえ、関わることが求められているということです。

　いかがでしょうか。「そうだな」と思われる人もいれば、「なかなか難しいな」と思われる人もいるかもしれません。受けとめ方はさまざまですよね。

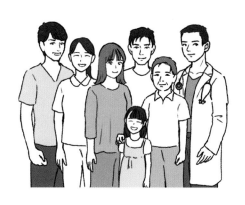

包括的アセスメント

　患者さんを全人的にとらえるための方法が「包括的アセスメント」です。医師の間ではよく言われてきたのですが、近年は看護のなかでも言われるようになってきました。といっても、別に難しいことではありません。おそらく皆さんがこれまで日常の臨床のなかでされてきたことと違いはないはずです。皆さんが日常的に行ってきたことを整理して、系統立てて考えることだとご理解いただければよいかと思います。

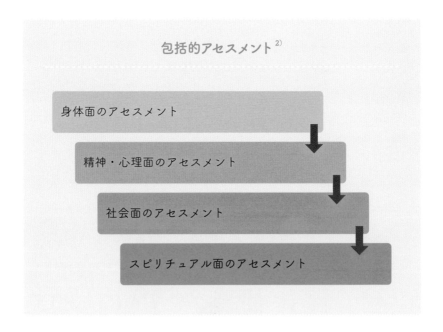

包括的アセスメント[2]

- 身体面のアセスメント
- 精神・心理面のアセスメント
- 社会面のアセスメント
- スピリチュアル面のアセスメント

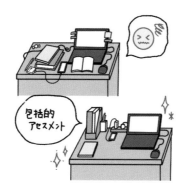

　まず、身体面のアセスメントがあります。これは皆さんが普段行っていることだと思います。

　次は精神や心理面のアセスメントです。例えば体の痛みがあったら、その痛みがあるだけで「しんどい、苦しい、何とかして」ってなりますよね。多くの場合、「体に痛みはあるけれど心は元気」なんてことにはなりません。体に痛みがあると、心のエネルギーも失われるのです。そこで、まずは身体をアセスメントしてどんなふうにケアするのかを考えるのですが、次のステップとして、それでも残ってしまう心の問題について考えるのです。心に関してどんな問題があるのかをアセスメントして、ケアするのがこのステップです。

　社会面のアセスメントは、看護師だけでは難しいこともあると思います。皆さんの周りにもソーシャルワーカーや公認心理士さんがいると思いますので、そういった人たちの力を借りながら、協力しながらアセスメントを行います。

　これら3つのステップでアセスメントして、それでもやはり残るのがスピリチュアルな面での苦痛だと言われています。皆さんのなかに

は、いわゆるベテラン看護師もいらっしゃるかと思います。ベテラン看護師のなかにはここで紹介したようなステップを意識しなくても、患者さんの話を少し聞いたその瞬間に「これってスピリチュアルな問題だよね」と感じ取れる方もいらっしゃると思います。そのとき、きっと頭のなかでは、ここでお話ししたような系統的なアセスメントが行われているのではないかと思います。

　まとめますと、包括的アセスメントというのは、基本的な緩和ケアを担っていくうえで非常に大事な視点です。順を追って包括的にアセスメントをしていくものですので、身体や精神のことを飛ばしていきなりスピリチュアルなことをアセスメントしないという点も、非常に大事なポイントです。

基本的緩和ケアを担う看護師に求められる実践能力

　緩和ケアは大きく分けると、「基本的緩和ケア」と「専門的緩和ケア」に分類できます。ここは細かなところまではお話ししませんが、基本的緩和ケアというのは、「どんな場であっても行われないといけないケア」とされている緩和ケアのことです。

　本書を読んでくださっている人の多くは、基本的緩和ケアを担う場にいらっしゃるのだと思います。そういったときに求められる実践能力として日本看護協会が10年ほど前に、教育プログラムを作りました。そのなかで看護師に求められるものとして提唱されたのが、「意思決定支援」「苦痛緩和」そして「専門家への橋渡し・連携」という3つの実践能力です。それらを行っていくために不可欠なことは、基

本的なコミュニケーションです。

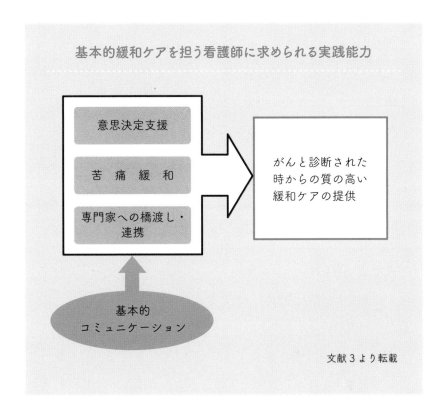

基本的緩和ケアを担う看護師に求められる実践能力

意思決定支援

苦痛緩和

専門家への橋渡し・連携

がんと診断された時からの質の高い緩和ケアの提供

基本的コミュニケーション

文献3より転載

　それでは皆さん、ちょっと考えてみてください。意思決定支援をするのに、黙っていては何もできませんよね。仮に患者さんに「黙っているけれど大丈夫です。進めてください」と言われても、言われたほうは「私はどうしたらいいんだろう」って悩んでしまうと思います。苦痛緩和もそうですよね。「本当に大丈夫ですか？」「痛みはやわらいできましたか？」といったやり取りをしながら、緩和されていくものだと思うのです。

コミュニケーションというのはとっても大事です。ここで言うコミュニケーションは、必ずしも達人によるすばらしいコミュニケーションではなくてもいいのです。相手のおっしゃることをしっかり聞いて、理解して、そのことを相手に返して、するとまた患者さんが自分の思いを話されて、という相互のやり取りを深めていくようなコミュニケーションであることが大切です。これは相互的なコミュニケーションとも言えて、質の高い緩和ケアの提供は、そういったコミュニケーションを通して実現するものだという考え方です。

看護師のコミュニケーションの特徴

本書では、基本的コミュニケーションのなかでもちょっとだけアドバンスな部分をお話しさせていただきます。

私たち看護師のコミュニケーションの特徴って、何があるでしょうか？ 皆さん、日頃を思い出してみてください。患者さんにわかってもらおうと思うあまり、説明や説得が多いことはないですか？ 理解

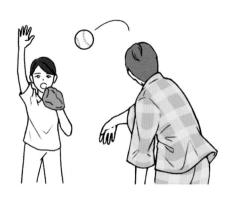

を促すって、じつはすごく難しいんですよね。つまり、「皆さん、ちょっとしゃべりすぎていませんか？」ということなんです。

看護師のコミュニケーションの特徴

- 患者さんに対して説明や説得をすることが多い
- 患者さんの問題解決を図ろうとする傾向が強い
- 看護師自身の意思・感情・思考を言葉にしたメッセージが少ない
- 看護師は非言語的メッセージを伝えることができる

［川名典子．対応の難しいがん患者へのケア（5）．がん看護 15（6）：649，2010 の表4「看護師のコミュニケーションの特徴」より一部改変および川名典子．看護師のコミュニケーション．がん看護 26（2）：99，2021[4] より許諾を得て改変］

　患者さんの問題解決を図ろうとする傾向が強いというのも、看護師のコミュニケーションの特徴です。これはある意味でしかたがないのです。私たちは常に、看護上の問題点を考えています。そして問題点が見つかると、それを解決しようとします。ところがこれは患者さん

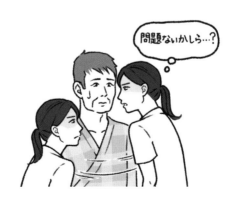

問題ないかしら…？

からすると、「何だかこの人たち、すごく迫ってくるな」という感覚になることがあります。

　3つ目は、例えば患者さんから「看護師さん、どう考えます？」と尋ねられたときに、なかなか自分の意見が言えないということです。看護師は、自分の意見や感情、思考をメッセージにすることが非常に少ないです。それは、看護師が担っている役割に起因する部分もあるので、一概に悪いことだというわけではありません。ただ、尋ねられたときに「うーん……」と黙ってしまって、「じゃあ、先生に聞いてみましょう」とか、「先生は何て言いましたか？」と答えてしまうと、患者さんからすればちょっと残念な気持ちになりますよね。「あなたに尋ねているのに」と思うはずです。

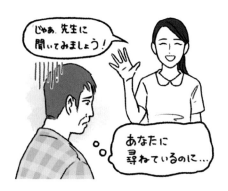

　4つ目の特徴は今までのものと少し違って、非言語的なメッセージで思いや情報を伝えることができるというものです。どういうことかというと、私たちはベッドサイドでケアをするので、言葉にしなくても伝わっていることがたくさんあるという意味です。これは意識すべ

きことだと思います。

　具体例で考えてみましょう。臨床現場で働いていたときに、患者さんに「自分の病気、よくないのかな？」と尋ねられて困ってしまう看護師がいました。何て答えていいかわからなくなって、結局、急いでステーションに戻ってくるんです。そして、「どうしたらいいか困ってしまって、何も言えませんでした」と報告してくれます。

　この場合、患者さんには何も伝わっていないでしょうか？　違いますよね。「自分の病気、よくないのかな？」とか「この病気、よくなっていくのかな？」という質問に対して、看護師は「うん？」って息をちょっと飲み込んで、次の言葉が出てこない。ようやく出てきた言葉は「先生に一緒に聞きましょうか？」です。これらのことから、真実が伝わってますよね。

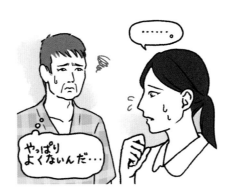

　そういった場面が、じつは看護の場面にはたくさんあるんです。非言語的メッセージが伝わる、つまり「何も言っていないのに伝わってしまう」ということを、しっかりと意識をしていないと防ぐのは難しいと私は感じています。

引用・参考文献

1) World Health Organization. Integrating palliative care and symptom relief into primary health care: a WHO guide for planners, implementers and managers. https://apps.who.int/iris/handle/10665/274559（accessed 2022.11.21）
2) 田村恵子. "包括的アセスメントの進め方". 緩和ケア教育テキスト：がんと診断された時からの緩和ケアの推進. 田村恵子編. 大阪, メディカ出版, 2017, 135.
3) 小松浩子. "基本的緩和ケアを担う看護師に求められる役割と必要な実践力". 前掲書2. 13.
4) 川名典子. 各論 看護師のコミュニケーションの特徴. がん看護. 26（2）, 2021, 99.
5) 宮岡等、内山登紀夫. 大人の発達障害ってそういうことだったのか その後. 東京, 医学書院, 2019, 328p.
6) 川名典子. がん患者のメンタルケア. 東京, 南江堂, 2014, 240p.

2章

がん患者さんの心理と
コミュニケーション

がん患者さんの心理

がん患者さんが経験する心の状態

　では次に、がん患者さんの心理とコミュニケーションについて、もう少し深めていきたいと思います。

　ここも皆さんはよくご理解されていることですので、復習の内容になると思います。がん患者さんが経験する心の状態には、大きく分け

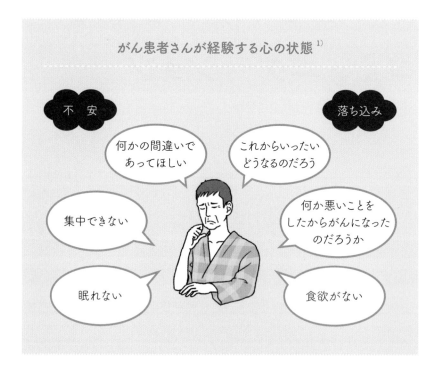

がん患者さんが経験する心の状態[1]

不　安

落ち込み

何かの間違いで
あってほしい

これからいったい
どうなるのだろう

集中できない

何か悪いことを
したからがんになった
のだろうか

眠れない

食欲がない

ると、「不安」と「落ち込み」があると言われています。「何かの間違いであってほしいな」とか、「いったいこれからどうなっていくんだろう？」といった心理状態ですね。

　昨日、私は症例検討会に参加しました。そのなかで、ある看護師が、「患者さんが病気についてある程度の説明を受けたあと、すごく無口になりました。そして、『いったいこれからどうなっていくのかな？』と言われました。それに対して私は、質問に答えていいのか、答えないほうがいいのか、それとも答えちゃダメなのか、すごく悩みました」と報告してくれました。

　これが患者さんの心ですよね。残念ながら、日常生活にはなかなか集中できないと思います。だって患者さんは「日常生活どころではない大変なことが起こった」と思っているんですから。その結果、夜眠れないとか食事をなかなか取れないといった落ち込みが起こると考えられています。

がんに対する心理的反応

　皆さん、学生のときにキューブラー＝ロスの名著、『死ぬ瞬間』に書かれている「死の過程の諸段階」を習われたのではないでしょうか。致命疾患を自覚した後、衝撃や否認といった過程を経て、死に至るまでの心理についてまとめられているチャートですね[2]。

キューブラー＝ロスが提唱したこのチャートは今や古典ではありますが、現代でも心を理解するための基本となることだなと、このところ強く感じています。もちろん、批判はあります。「こんなふうにどんどん段階的に行かないよ」という批判ですね。その批判はよくわかるのですが、まずはこのチャートが示す段階の理解が重要です。あらためてみていきましょう。

衝撃

心理的反応としてはまず、「衝撃」があります。「あなたはこういう病気ですよ」とか、「再発しました」と伝えられたときに最初に訪れる心理的反応ですね。現在の日本のがん治療の状況で言うと、もしかしたら再発を伝えられたときの衝撃のほうが、最初に発症を伝えられたときよりも強いかもしれませんね。再発のほうが亡くなる可能性が高くなるということを、多くの人は非常に強く感じておられるからです。だから再発のときの衝撃は、初発の診断を受けたときよりも強いとされています。

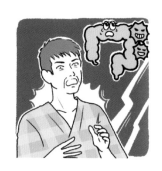

否認

衝撃の次には「否認」が訪れます。「そんなはずがない」といった反応です。ただ、再発の場合にはがんであることを否認するというステップが訪れないこともあります。これは考えてみれば当たり前のことです。なぜなら、それまでにがんの治療を受けて、良くなってきているという経験をしているからです。つまり、すでにがんであることを受け入れているのです。もちろん、再発したことに対する否認は起こりうると思いますが、がんそのものを否認することは、再発のケースでは起こりにくいと思います。

怒り

次に生じるのが「怒り」です。例えば、「どうしてこうなってしまったんだ」というような感情であったり、すでに治療を受けてきた人であれば「こんなに頑張って治療してきたのに」といった感情が、ここでいう怒りにあたります。

私は大学病院で患者さんに接することが多いのですが、「何のために大学病院まで来たと思ってるんだ」と厳しい言葉をぶつけられることがしばしばあります。患者さんは私に対して怒っているのではないのですが、私としては思わず「申し訳ありません」と言ってしまいます。そんな場面を引き起こす心のありようが「怒り」です。

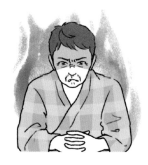

取り引き・抑うつ

　怒りを感じつつも、「こういうことを注意するので、何とか良くしてほしい／良くなってほしい」とか、「何とか今の治療を続けられる方法はないだろうか」といったように、病気が良くなることと引き換えに自分が何かを我慢する／何かを頑張るという心理状態が「取り引き」です。でも、それもやはり難しいとわかってくると心が落ち込んで、抑うつ状態になっていきます。

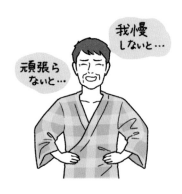

準備的悲嘆／予期悲嘆

抑うつの先にあるのが「準備的悲嘆」です。準備的悲嘆は、グリーフケアでは「予期悲嘆」と呼ばれています。患者さん自身が、自分が死んでいくことを認識して、それがゆえに苦しい思いをしたり、つらい気持ちになったりすることです。

受容

こうしたプロセスを経て「受容」という心理状態にたどり着くとキューブラー＝ロスは言っていますが、受容とは、必ずしも現実を「完全にそれでよし！」と受けとめることではありません。むしろ、「とは言っても、しかたがないかな」というような、やや消極的な受けとめ方のことが多いと思います。もちろん、「最後まで抗い続ける」という人もいます。受容していないようにも思えるのですが、じつはそれも一つの受けとめの形ではないかと、私個人としては考えています。

虚脱

この受容の段階を通りすぎると、いわゆる人の感覚を超越したような心理状態になります。これが「虚脱」です。全員がこうなるわけではないですが、なかにはこのような心理になる人もいます。

希望

もう一つ大切なのが、「希望」です。怒りと同じぐらいのタイミングで生まれてきて、最後まで続くことがある心理状態です。私はこのチャートを初めて見たときに、「希望ってこんなに長く続くんだろうか？」と思いました。当時の私はまだ20代で、駆け出しの看護師のころです。しかし看護師としていろんな経験をするうちに、「やっぱ

り希望って、ずっとあるな」と思うようになりました。

　希望があることは決して悪いことではありません。むしろ希望があるからこそ、「こんなので本当に生きていて意味があるのかな？」とか、「このままやっていくの嫌だな。早く終わりにしたいな」といった感情や、それとは反対の「いやいや、何が何でも生き続けたい」といった感情が心のなかで行ったり来たりを繰り返します。希望はその人が生き抜くための、非常に大切な栄養素だと私は思っています。

　これらが、がんの人たちが経験する心理的反応です。

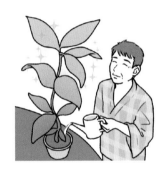

医療者がコミュニケーションにおいて感じる不安

　先ほどは看護師のコミュニケーションの特徴をご紹介しました。次は医療者全体がコミュニケーションにおいて感じる不安について考えてみます。『真実を伝える（原題：How to break bad news）』[3] の著者であるバックマン博士は、医療者が患者さんとのコミュニケーション

で感じる不安について、下記の点を指摘しています[4]。

医療者がコミュニケーションにおいて感じる不安[4]

- 患者さんに苦痛をもたらすのではないかという懸念
- 患者さんが感情的になるのではないかという心配
- 自分の感情を表現することの気恥ずかしさ
- 自分自身の病気や死への恐れ
- コミュニケーションを学ぶ機会の不足

患者さんに苦痛をもたらすのではないかという懸念

まず、「自分が何かを言うことで、余計に患者さんを苦しめるんじゃないかな」という不安があります。これは医療者からよく聞くことですよね。「言ったら余計にしんどくなるんじゃないかなと思って、言えませんでした」という悩みがこれにあたります。

患者さんが感情的になるのではないかという心配

2つ目に、医療者が患者さんに何かを伝えると、その結果として患者さんに「何で自分がそういう状態にならないといけないんだ」というネガティブな感情が出てきてしまう可能性に対する不安があります。先ほどの「がんに対する心理的反応」にあった「怒り」のような感情です。こういった心配や恐れも、コミュニケーションにおける不安の一つです。

自分の感情を表現することの気恥ずかしさ

　3つ目は、先ほどの看護師のコミュニケーションの特徴と重なる部分もありますが、自分の感情を表現することに対する気恥ずかしさです。例えば相手から何かをしてもらったときに「すごくうれしいです。Aさんのおかげでとても助かりました。ありがとう」などと言うと、日本の社会ではちょっと浮いてしまうというか、「この人、ちょっと大げさね」と思う人も少なくないかもしれません。はっきりと感情を表現していることに対して、「その態度はどうなの？」とネガティブにみてしまうところが、日本には文化としてあると思うのです。文化なので良い悪いでは評価できないことですけれども、多くの日本人の気持ちのなかには、気恥ずかしさがあると思います。だから「私も同じようにつらいです。つらいと思ってますよ」とか、「私がそうだったとしても苦しいと思います」とはなかなか言えないんだと思います。

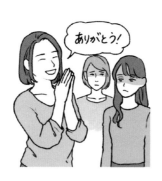

ありがとう！

● 自分自身の病気や死への恐れ

　4つ目は、病気や死に対する自分自身が持っている恐れです。死についての話をすると、最終的には自分自身が問われます。自分が病気についてどんなふうに思っているのか、死についてどんな考えを持っているのかということが、患者さんやご家族と話すことによって問われてしまいます。

　私は今、大学院で学ぶ看護師に対する講義も受け持っています。先日、授業のなかで「患者さんから『早く死にたいんです』と言われた」という看護師の体験について、みんなで話し合いました。その看護師が勤める病棟では、看護師みんなが「それは患者さんの本心ではない」と言ったそうです。でも私は、「本当に本心ではないのかな？」と疑問に思いました。

　この患者さんは70代で、長い間病気をされています。闘病期間中には奥さまを亡くされました。そういう状況に置かれたら、「生きていても意味がない。早く死にたい」と思ったとしても不思議ではないはずです。だから私はクラスの学生たちに対して、「私はその患者さんの気持ちがすごくわかるよ」と言いました。そうするとみんなは、「それを認めるのが怖かったから、本心じゃないって考えようとしたのかもしれない」と答えました。まさしくこれが、自分自身が持つ病気や死に対する恐れです。こういったケースでは、患者さんが「苦しい、何とかして」と言っていても、医療者はその苦しさのもとになるところを十分に受けとめないままにケアをします。その結果、なかな

かケアがうまくいかなくなります。クラスではそういった体験についても話し合いました。

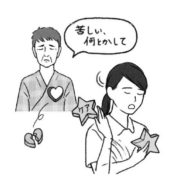

コミュニケーションを学ぶ機会の不足

そして最後は、コミュニケーションを深く学ぶ機会が少ないことです。ずいぶん増えてきたとはいえ、全体としてはまだまだ少ないように私は思います。

コミュニケーションについて理解する

コミュニケーションと共有

ここも復習の内容です。コミュニケーションの図式について整理しておきましょう。

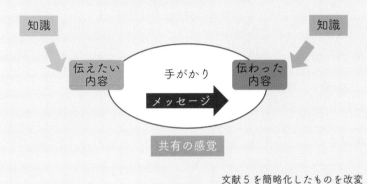

コミュニケーションの図式

コミュニケーションには共有が大切。
しかし、共有を促進するにはコミュニケーションが不可欠。

知識

知識

伝えたい
内容

手がかり

メッセージ

伝わった
内容

共有の感覚

文献5を簡略化したものを改変

コミュニケーションには共有が大切です。共有には、「事実の共有」と「意味の共有」という2種類があります。そのなかでもまずは、事実を共有することが求められます。

上の図には「知識」が2つあります。左側の知識は患者さんが持つ知識、右側の知識は看護師が持つ知識のこととしましょう。患者さんは、ご自身が理解している範囲で、すなわちご自身が持つ知識を使って、看護師である私たちに質問をされます。「自分の病気ってこうなのですか?」と尋ねることもあれば、「このまま治療は続くんですか?」とか、「良くなっていくんですか?」というように尋ねることもあるでしょう。

質問を受けて看護師である私たちは、「この人は病気についてもう少し知りたいのかな？」と思ったり、「病気のことをあまりよくわかってないな」と思ったりするでしょう。「すごく不安が強いな」と思うことがあるかもしれません。どのように思うかはその人次第ですが、その背景には、皆さんが持っている知識が影響しているはずです。

　大切なのは、患者さんの伝えたいことが看護師に共有されることです。そのためには、両者でのやり取りが不可欠です。やり取りをせずに、看護師は患者さんの伝えたいことを把握できません。先ほどの患者さんと看護師とのやり取りでは、看護師は患者さんの様子について3つ仮説を立てています。それらすべてが正しいのか、1つだけが正しいのかは、コミュニケーションをしないとわかりません。共有を促進するには、コミュニケーションが不可欠なのです。

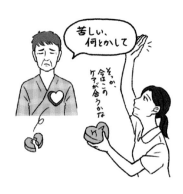

コミュニケーションスキル

　コミュニケーションのスキルには、言語的なコミュニケーションスキルと非言語的なコミュニケーションスキルという2種類がありますね。これは皆さんもよくご存じだと思います。そして、基本的なスキルとしては、話を聴くこと、相手に質問すること、そしてそれに応答することがあります。

コミュニケーションスキル

種類	● 言語的コミュニケーション ● 非言語的コミュニケーション
基本的な スキル	● 話を聴く ● 質問する ● 応答する ● 共感する

　「応答する」について少し説明しておきましょう。

　質問された際、多くの場合は答えようとします。回答しようとするのです。しかも正解を答えようとします。でも、「応答する」はそれらとは異なります。応答とは、英語でいえば"responsibility"です。よく今だったら「レスが遅くなってごめんね」とか言いますよね。その「レス」こそが「応答」です。

　応答とは、相手に対して正解を伝えようとか、「それは何か間違っ

てるよ」と指摘しようとしているのではありません。例えるなら、「メール読みました」みたいな感じが「応答」です。さすがに医療現場で「話は聞きました」というのはまずいかもしれませんが、「あなたがお話ししようとすることを、ちゃんと聞いていますよ」ということも含めて、「応答する」ことが必要です。そのうえで、内容に応じて共感していくのです。「そうね。そう思うよ」というようなことを伝えていくことが、基本的なコミュニケーションスキルと言われています。

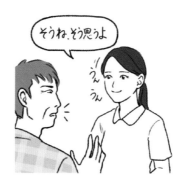

　先ほど、「基本的緩和ケアを担う看護師に求められる実践能力」のなかで、基本的なコミュニケーションが大事だというお話をしました。ここで紹介した基本的なスキルを念頭に置きながらコミュニケーションを図っていくことが、看護師一人ひとりに求められています。

引用・参考文献

1) 国立がん研究センター．"心のケア"．がん情報サービス．chrome-extension://efaidn bmnnnibpcajpcglclefindmkaj/https://ganjoho.jp/public/support/mental_care/pdf/mc01.pdf (accessed 2022.12.26)
2) キューブラー＝ロス，E．死ぬ瞬間：死とその過程について．鈴木晶訳．中央公論新社，2001，430.
3) ロバート・バックマン．真実を伝える：コミュニケーション技術と精神的援助の指針．恒藤曉監訳．東京，診断と治療社，2000．239p.
4) Buckman, R. Breaking bad news：why is it still so difficult? British Medical Journal. 288, 1984, 1597-99.
5) 松尾太加志．コミュニケーションの心理学：認知心理学・社会心理学・認知工学からのアプローチ．京都，ナカニシヤ出版，1999，3.
6) 宮岡等，内山登紀夫．大人の発達障害ってそういうことだったのか その後．東京，医学書院，2019，328p.
7) 川名典子．がん患者のメンタルケア．東京，南江堂，2014，240p.

3章

看護師が関わりづらさを感じるときのアセスメントと対応

患者さんとのコミュニケーションにおいて 看護師が抱きやすい困難感

　ここからは、「看護師が関わりづらさを感じるとは」ということについて、事例を通して一緒に考えていきたいと思います。

　先ほどから何回も、「困った」とか「とまどう」といった看護師の声を紹介してきました。下記は、日本の看護師たちが抱きやすい困難感について調査した、3つの研究結果です。

患者さんとのコミュニケーションにおいて 看護師が抱きやすい困難感

● がん患者さんとのコミュニケーションは、看護師が困難感を抱きやすい要因の一つであり、患者さんから感情的な発言や攻撃的な態度をとられたやるせなさがある。

[宮崎ら　2018] [1]

● 看護師は、後悔や怒り、反省、不安といった感情を抱くこともある。

[野村ら　2012] [2]

● コミュニケーションが困難な患者さんに対し、看護師は、患者さんのもとへおもむくことにもとまどいを感じる場合もある。

[狩谷　2018] [3]

　がん患者さんとのコミュニケーションは、看護師が困難感を抱きやすい要因の一つだと言われています。それは、患者さんから感情的な

発言をぶつけられたり、攻撃的な態度をとられたりすることによる、やるせなさがあるからだと、宮﨑さんたちの研究では述べられています[1]。

　野村さんたちの研究では、看護師は後悔や怒り、反省、不安といった感情を抱くこともあると報告されています[2]。いわゆるネガティブと言われる感情、すなわち陰性感情を抱くこともあるということです。

　狩谷さんの研究では、コミュニケーションが困難な患者さんに対し、看護師は患者さんの元へおもむくことにとまどいを感じる場合があるということが指摘されています[3]。この点については、おそらく皆さんも「そうそう、私もそう思う」と共感するのではないでしょうか。

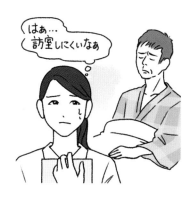

　これら3つの研究結果については、私も「本当にそうだな」と思います。こういったことを一つひとつ解決していくための手がかりを、皆さんのところにお届けできるといいなと思っています。

何度説明しても、患者さんの理解が得られないとき

　では、事例を通してみていきましょう。最初は、「何度説明しても、患者さんの理解が得られない」というケースです。こういう患者さんは困りますよね。説明したのに「あれ、わかってないのかな？」となり、「また、ここを説明するの？」となってしまうと思います。何度も説明しているうちに「どうしてわかってくれないの！」「理解が悪いな！」といった、少なからずいらだちが混ざった気持ちになってしまうこともあると思います。

何度説明しても、患者さんの理解が得られないとき

- 何度も説明しているのに、「どうして」「理解が悪い」と感じてしまう。
- Bad news を伝えられたことから、否認が生じているのか。
- 高齢者の場合には、認知力の低下、難聴で聞こえていないのか。
- このままでは困るので、「もう一度、医師からの説明」を提案しようか。

　……患者さんの態度や反応をみて、さまざまな考えや思いが浮かんでくる。

　こういったときに、皆さんは頭のなかでどういったことを考えているでしょうか。つまり、「どのようなアセスメントをしていますか？」

ということです。

　例えば、bad news を伝えられたことから否認という心理状態が生じている可能性が考えられます。否認については前章で紹介しました。

　患者さんは、それぞれに人生のプランや目標、夢があります。「将来はこんなことをしたい」「定年退職後はこんなふうに生きたい」「あそこに旅行に行きたい」「趣味に打ち込んで腕をあげたい」など、さまざまな将来像を描いています。それが、bad news、すなわち悪い知らせによってまったく違ったものにされてしまうのです。病気の説明、特にがんの説明は多くの場合、bad news です。描いていた将来像が遠のいてしまいます。そういった現実を認めたくないという否認の心理状態になり、結果として「理解しない」となっているのかもしれません。

　あるいは、難聴であまり聞こえていないという可能性もあります。高齢の患者さんがどんどん増える現在の状況では、これは十分にありえることです。

　理解を得られない原因がはっきりしないにしても、多くの場合、皆さんは、「そのままの状態で治療を進めるわけにはいかない」と考えるはずです。そして、医師にもう一度説明してもらうべきかどうかを考えるでしょう。

　ここからは、理解をなかなか得られない理由を考える、つまりそんな患者さんをアセスメントすることについて詳しくみていきます。

　包括的アセスメントもそうでしたが、順を追ってみていくことが効果的です。今回の事例のような「なかなか理解を得られない患者さん」

に対するアセスメントには、6つのステップがあります。

アセスメントのステップ

①せん妄の有無を確認する。
②認知機能の程度を把握する。
③認知症の有無を確認する。
④適応障害、うつ病の有無を確認する。
⑤否認の有無を確認する。
⑥発達障害特性の有無を確認する。

〔東谷＆杉山　2018〕（文献4より改変）

---

①せん妄の有無を確認する

見過ごされがちなせん妄

　最初のステップはせん妄の有無を確認することです。なかなか理解してくれない患者さんと出会ったら、まずは「そもそも身体の状況はどうなのか」ということをみていくのです。

　せん妄について、皆さんは体験的にはよく理解されていると思います。ただ、言葉として説明するとちょっと難しいかもしれません。せん妄とは、中枢神経系の脆弱性、つまり弱くなっているところに、身体的・環境的な負荷が加わって、脳の働きが一時的に破綻をきたした状態です。なので、注意と認知といったところに障害が出ることが多いです。意識障害もせん妄だといえます。

せん妄 [5]

- 中枢神経系の脆弱性があるところに身体的・環境的な負荷が加わり、脳が機能的に破綻をきたした状態。
- 注意と認知の障害（意識障害）。
- 精神運動活動の変化と睡眠覚醒リズムの障害を伴う。
- 急性に発症、一時的・可逆的な障害。
- 一般的にみられるにもかかわらず、30～60％が見過ごされたり、適切な治療を受けていない。
- 疑うポイントは「注意の障害」。理解したり、覚えることができない状態。

　そのため、夜中に突然動き出したり、夜はずっと寝れなくて朝方ようやく落ち着いたり、時には全然意味のわからないことを言ったりということが起こります。これらは多くの場合、突然発症します。しかし適切な治療が行われると治ることが多いです。せん妄には一時的なものが多いのです。もちろん、終末期のせん妄のようにいつまでも続いていくものもありますが、今回の事例のような患者さんに対しては、「一時的なせん妄かもしれない」と考えることが大事だと思います。

　こうやって説明を聞くと、「そうそう。そういうことあるよね」「私、ゆうべの夜勤でそうだった」と心当たりが浮かんでくる人も多いと思います。ところが実際は、30～60％のせん妄が見過ごされています [5]。また、適切な治療を受けていないケースも少なくありません。これはある意味、私たちの責任かもしれません。「これ、せん妄じゃない

の？」と気になっているわりには見過ごされていたり、適切に対処されていないことが結構ある。それがせん妄の特徴でもあります。

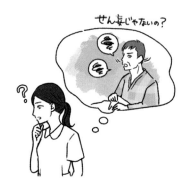

注意の障害がないかをチェック

せん妄を見逃さないためのポイントは、注意の障害がないかをチェックすることです。何かお伝えしたときに、理解したり覚えたりすることができない状態になったら、それはせん妄の可能性があります。

DELTAプログラムで発症を予防

もっと詳しくせん妄をみていくためには、「がん治療中のせん妄の発症予防を目指した多職種せん妄対応プログラム」が利用できます。通称は「DELTA（DELirium Team Approach）」で、「DELTAプログラム」と呼ばれたりもしています。DELTAプログラムは国立がん研究センターの先端医療開発センター精神腫瘍学開発分野のホームページでも紹介されています。

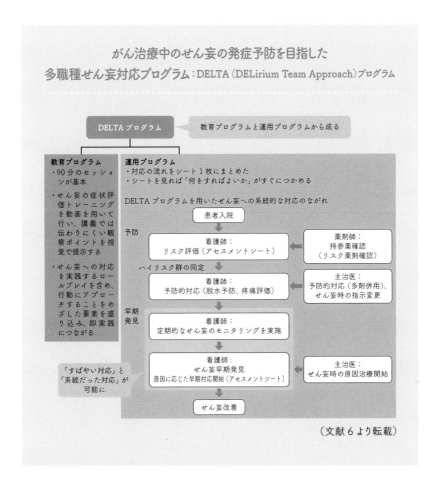

がん治療中のせん妄の発症予防を目指した
多職種せん妄対応プログラム：DELTA（DELirium Team Approach）プログラム

DELTA プログラム ← 教育プログラムと運用プログラムから成る

教育プログラム
・90 分のセッションが基本

・せん妄の症状評価トレーニングを動画を用いて行い、講義では伝わりにくい観察ポイントを視覚で提示する

・せん妄への対応を実践するロールプレイを含め、行動にアプローチすることをめざした要素を盛り込み、即実践につながる

「すばやい対応」と「系統だった対応」が可能に

運用プログラム
・対応の流れをシート 1 枚にまとめた
・シートを見れば「何をすればよいか」がすぐにつかめる

DELTA プログラムを用いたせん妄への系統的な対応のながれ

患者入院

予防

看護師：
リスク評価（アセスメントシート）

薬剤師：
持参薬確認
（リスク薬剤確認）

ハイリスク群の同定

看護師：
予防的対応（脱水予防、疼痛評価）

主治医：
予防的対応（多剤併用）、
せん妄時の指示変更

早期発見

看護師：
定期的なせん妄のモニタリングを実施

看護師：
せん妄早期発見
原因に応じた早期対応開始（アセスメントシート）

主治医：
せん妄時の原因治療開始

せん妄改善

（文献 6 より転載）

　DELTAプログラムは、左側の部分が教育プログラムで、右側の部分が運用プログラムという、2つのプログラムから構成されていることが特徴です。

　少し話がそれますが、現在、さまざまな研究は「いかにして社会実装していくか」ということが問われています。プログラムを作ったり研究をしたとしても、その結果が机上の空論ではダメだとされていま

す。とは言え、社会実装するのはとても大変です。研究するのとは違ったスキルが求められます。そういった困難さに向き合い、きちんと実装できるようにしたのがDELTAプログラムです。「教育プログラム」と「運用プログラム」の2つがはじめからセットになっているのはそのためです。

　教育プログラムでは、基本的な知識についての90分のセッションが行われます。運用プログラムには、患者さんが入院したタイミングから始まって、「どの時点で何をアセスメントするのか」が書かれています。例えば最初はリスク・アセスメントですね。セッションの動画は申し込めば使用できますし、せん妄のアセスメントシートもダウンロードして活用できるようになっています。

　病院によっては、「せん妄予防対策チーム」というように専門のチームを作っているところもあると思います。しかし、院内や近隣の病院に専門のチームがない場合は、DELTAプログラムを参考にしてせん妄をアセスメントするといいでしょう。よく言われるのですが、せん妄はやはり起こしてはダメなのです。いくら治療ができるといっても、きちんと治るには時間がかかります。なので、予防することが大

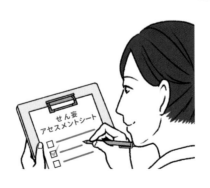

切です。

　せん妄を体験した患者さんたちからお話を聞くと、すごく怖い体験として記憶に残っていることが多いです。ある患者さんは、「突然誰かが来て、急にお布団をはぎ取られたような感じになった」とおっしゃられました。これはもしかすると、看護師が夜に様子を見に行って、お布団をかけ直してあげていたのかもしれません。あるいは、「お熱測らせてくださいね」と言って体に触れていたのかもしれません。でも、せん妄状態の患者さんはその全部をきちんと覚えているわけではないので、先ほどの説明のような受け取り方になったと考えられます。いずれにしても、決して"快"の体験ではありません。ですからやはり、せん妄は予防していきたいところです。

②認知機能の程度を把握する

　アセスメントの2つ目のステップは、認知機能の程度を把握することです。小児科や母子センターを除いて、ほぼすべての医療現場で必要となるアセスメントです。

認知機能検査

　認知機能検査は現在、非常にたくさんの種類のものを利用できるようになりました。少し前までは長谷川式ぐらいだったのですが、現在では、ミニメンタルステート検査など、いろいろなものが用いられるようになっています[7]。

認知機能検査と認知機能障害 [5、7]

- 認知機能検査はスクリーニング検査であり、検査の目的、検査の所要時間、実施者の職種など状況に応じて検査を選択する。
  - HDS-R（Hasegawa's Dementia Scale-Revised: 改訂長谷川式認知症スケール）
  - MMSE（Mini-Mental State Examination: ミニメンタルステート検査）
  - MoCA（Montreal Cognitive Assessment）　など

- 認知機能障害
  - 複雑性注意：気が散りやすい、集中できない。
  - 実行機能：計画や段取りを立てられない。
  - 学習・記憶：予定を思い出せない、作業をするための手がかりを多く必要とする。
  - 言語：「あれ」、「それ」が多くなる、物の名前がでてこない。
  - 知覚−運動：やり慣れていることがしにくくなる、道に迷う。
  - 社会的認知：家族や周りの人への気遣いが難しくなる。

　認知機能検査はスクリーニング検査です。検査を用いて何かをするというわけではなく、認知機能がどういう状態にあるのか、いわゆる認知機能障害があるかどうかを見極めるために行います[7]。

　どの検査を実施するかは、検査の目的や所要時間、実施者の職種など、状況に応じて選択する必要があります。精神科の医師がいる場合は特に問題ないと思いますが、看護師だけですぐに使いこなせるものではありません。事前によく調べて、準備をしたうえで使うことが大切です。

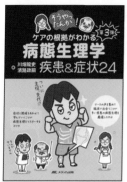
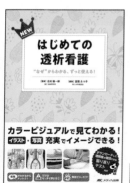

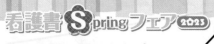
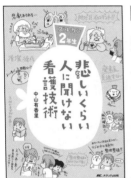
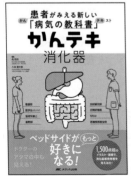

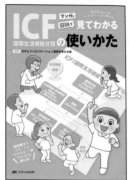
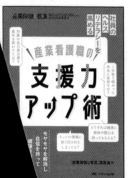

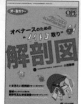
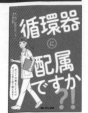
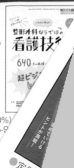
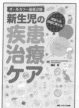

認知機能障害

　認知機能障害の代表例をみてみましょう。

　複雑性注意障害は、気が散りやすいとか、集中できないといったケースです。

　実行機能障害は、計画や段取りを立てられないことです。「この次にあれをして」といった手順が、何度説明しても頭に入らないケースは実行機能障害だと考えられます。

　学習や記憶の障害もあります。予定を思い出せないとか、作業をするために非常にたくさんの手がかりが必要といったケースがこれです。手がかりというのは、ヒントのことや、こちらがリードしてあげることです。

　学習・記憶障害では、「あれ」「それ」という言葉を使うことが多くなります。物の名前が出てこないんです。じつは私にもこれが当てはまるので、ちょっと怖いなと思っています。名前がなかなか出てこなくて、「あれだよ、あれ」みたいな感じの伝え方になってくるのです。

　知覚 − 運動障害というのは、やり慣れているはずのことが簡単にできなくなることです。例えば、道に迷いやすくなります。いつもの道なのに「あれ、どっちだっけ？」となってしまうのです。

　最後の社会的認知障害では、家族を含めた周囲の人たちへのいわゆる「気遣い」が難しくなります。

患者さんの様子を「みる」ことでもみつけられる

　代表的な認知機能障害を知っていれば、認知機能検査ができないとしても、患者さんの様子をみることで認知機能障害を疑うことができ

ます。「何だか以前の様子と違うな」「普通の人より何だかこだわりが強いな」と感じたときは、認知機能障害を疑ってみるといいでしょう。

私たち看護師は、患者さんを「四六時中みている」と言われます。これは看護師の大きな武器だと思います。四六時中みているおかげで、「おかしいぞ。もしかしたら認知機能障害では？」と考えることができるからです。これは、看護の大事な役割だと私は思っています。「うちには精神科医も公認心理士もいないから認知機能検査ができない。だから認知機能障害をみつけることはできない」というのではなくて、「症状から認知機能障害を考える」ということを意識してもらうといいかと思います。

③認知症の有無を確認する

何度説明しても理解が得られない患者さんに対するアセスメントの3つ目のステップは、「認知症の有無を確認する」です。先ほどお話ししました認知機能障害と、今からお話しする認知症は別ものです。まずはそのことをしっかりと頭に入れておいてください。そのうえで、「認知症とは？」を考えていきましょう。

認知症とは、「一度正常なレベルまでに達した精神機能が、何らかの脳の障害により、回復不可能な形で損なわれた状態」を指します[8]。このことから、認知症は回復しないことがわかりますね。また、「特定の『病名』ではなく、症候群である」とも定義づけられています[9]。認知症という病名はなくて、症候群、すなわちシンドロームなんですね。

認知機能障害なのか認知症なのかを判断するには、手段的日常生活

認知症 [8, 9]

- 一度、正常なレベルまで達した精神機能が、何らかの脳の障害により、回復不可能な形で損なわれた状態。
- 特定の「病名」ではなく、症候群である。
- 認知機能障害が疑われる場合には、手段的日常生活動作（IADL）を評価する。
  - 買い物、掃除や片付け、金銭管理、料理、外出
- 認知機能障害により意思決定が難しい場合がある。

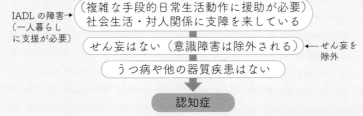

認知症診断の考え方

認知機能障害の存在

IADL の障害→（複雑な手段的日常生活動作に援助が必要）
（一人暮らし　　社会生活・対人関係に支障を来している
に支援が必要）

せん妄はない（意識障害は除外される）←せん妄を除外

うつ病や他の器質疾患はない

認知症

Diagnostic and Statistical Manual of Mental Disorders,5th Edition（DSM-5）

（文献 5 より改変）

動作（IADL）の評価を行います。認知機能障害が疑われる人に対して、買い物ができるか、お金の計算がちゃんとできるか、掃除や片付けができるか、料理ができるかといった点を評価するのです。掃除や片付け、料理というのは、段取りが大切になります。それができなく

なるというのは、単に認知機能障害なのではなく、認知症の可能性が高いと考えられます。

認知機能障害では、意思決定が難しくなることがあります。ですから認知症と診断された場合には、記憶を保持しておくことが難しくなります。説明をして、そのときは理解してくれているように思えたのに、しばらくすると忘れてしまって、また同じ説明が必要になるというのはこのためです。

認知症診断の考え方についても前ページの図に示しました[5, 10]。こういったことも念頭に置いておくといいでしょう。

認知症患者さんの意思決定支援

話は少しそれてしまうかもしれませんが、認知症患者さんの意思決定支援に関しても、先ほどの DELTA プログラムを開発している国立がん研究センターの先端医療開発センター精神腫瘍開発分野のホームページで紹介されているリーフレットを活用するのもいいと思います。

認知症患者さんの意思決定支援

- 話しやすい場面で、わかりやすい言葉で選択肢を提供する。
- リラックスできる環境で説明する。
- 言葉以外のコミュニケーション、うなずくことや手振り、笑顔からも読み取る。
- 友人や家族が一緒にいるときに話し合う。
- 繰り返し確認する（時間をおいて確認する）。
- 複数の人から尋ねる。

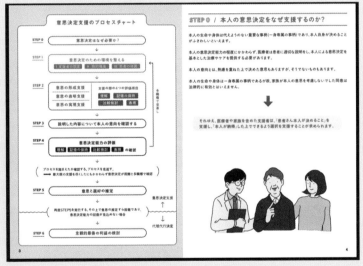

高齢者のがん診療における意思決定支援の手引き（文献 11 より転載）

認知症患者さんに説明などをするときに大切なことの一つは、話しやすい場面で、わかりやすい言葉で選択肢を提供することです。緩和ケアの領域ではどちらかというと選択肢をあまり具体的には示しませんよね。「Aという方法やBという方法がありますが、あなたはどうしたいですか？」という尋ね方はあまりしません。それよりは、「あなたはどうしたいですか？」という尋ね方からスタートすることが多いです。

　でも、相手が認知機能障害であるとか認知症の場合には、このスタートのしかたでは混乱が起こります。やはり、ある程度の選択肢をこちらから提示することが大事になります。そうすると、相手も選んでいきやすくなります。

　そして、当たり前ですけれども、相手がリラックスできる環境で説明することが大切です。認知症の人は緊張すると「何をどうすべきか」がどんどんわからなくなりますから、リラックスできる環境は大切です。言葉を変えると「安全な場」とも言えるでしょう。リラックスできない環境での説明は、認知症の人からみたら、「気がついたらいろんなことがどんどん進んでいた」となってしまいます。そうではなくて、「自分のペースを大事にしながら、相手が丁寧にわかりやすく説明してくれる」という状態が大切なのです。

　3つ目として、言葉以外のコミュニケーションも大事です。うなずきとか手振り、笑顔などのことですね。説明を聞いてもわからないとき、眉間にシワを寄せて「うーん」ってなりますよね。あれも言葉以外のコミュニケーションになっています。

老年を専門にしている看護師がよく使う言葉の一つに、「くみ取る」があります。ただ、私のような緩和ケアの立場からすると、あまりくみ取らないほうがいいと思うことはあります。相手の自律性ということを考えると、くみ取りすぎると、「それは誰が考えたの？」みたいなことになってしまうのです。だから緩和ケアの領域では「くみ取る」という言葉はあまり使いません。でも認知症の場合には、言葉以外から相手の思いをくみ取っていくということも必要になります。

　このほかには、安心できる人と一緒にいるときに話し合うようにします。安心できる人とは、友人や家族のことです。それから、繰り返し確認することも重要です。繰り返しといっても「わかりましたか？わかりましたか？」というように説明したときに何度も念を押すという意味ではなくて、時間をおいてあらためて説明するという意味です。例えば、今日説明したとします。明日もう1回、「昨日、こういうご説明をしましたけれども、どうですか？」というふうに、覚えているかどうかの確認も含めて説明をするのです。

　同じ人ばかりじゃなくて、いろんな人から尋ねてみることも大切です。これは、患者さんにとっての選択肢が増えていくという効果もあ

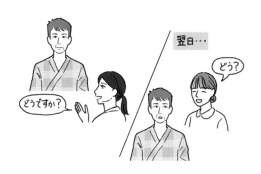

ります。特定の1人がしっかり丁寧に説明することももちろん大事ですが、いろんな人が「どう？」と尋ねることも、同じように大事なことだと思います。

④適応障害、うつ病の有無を確認する

ストレスへの心の反応

　4つ目は「適応障害やうつ病の有無を確認する」というアセスメントです。下のような図を皆さんはご覧になったことがあると思います。がんであることを伝えられたときに、心がどんなふうに反応するかを示したものです。

　がんであることを伝えられると、衝撃、否認、絶望、怒りといった

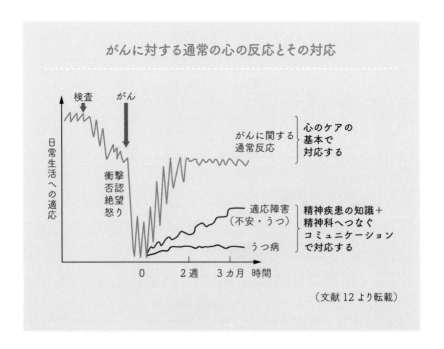

がんに対する通常の心の反応とその対応

（文献12より転載）

心の反応が現れ、日常生活への適応がぐっと難しくなります。不安が強くなって食べられない、眠れないなどいろんなことに集中できなくなります。

そのあと、2週間ぐらいすると徐々にその人に合った形で元の生活に戻っていくと言われています。常に2週間で戻り始めるというわけではなく、1カ月や3カ月のこともあります。目安になる時期が2週間ということです。

一番上のグラフが、がんに関する通常の反応ですね。病気はあるけれども、これまでどおりの生活ができるようになったという状態です。多くの人はこの状態に戻ってくると考えられていますが、なかには、日常生活に戻るのにすごく時間がかかる人がいます。いわゆる適応障害と言われる状態です。うつになって日常生活に戻るのが難しい人もいます。

適応障害

ここで少し適応障害について、診断基準も含めてご紹介しておきたいと思います。適応障害になる患者さんは非常に多いので、皆さんもぜひ意識していただけたらと思います。

典型的な適応障害の症状は、ストレスの強い出来事が発生してからすぐに始まって、ストレスの原因が消失してから6カ月以上続くことはないとされています[13]。

適応障害 [13)]

　症状にはさまざまなものがありますが、覚えておきたいのは抑うつ気分ですね。よく臨床でみかける「ちょっとうつうつしてるな」というのがこれにあたります。それから、不安も覚えておきたいです。これらの症状が強く出ることが多いです。

　ストレスへの心の反応のところでお話ししたとおり、多くの場合は時間の経過とともに落ち込みは回復していきます。がんであることはすごく悲しくてつらいけれど、精神状態が落ち着いてくると日常生活への適応もちょっとずつ戻ってくるんです。でもやはり、いつまでたっても気分が落ち込んだままであったり、むしろ落ち込みが強くなったりする人もなかにはおられます。そういったケースが、適応障害と

言われています。

　適応障害の診断には、DSM-5 というアメリカの精神疾患の診断基準が用いられています。内容はかなり専門的なのですが、ポイントをあげるとするなら、「ストレスの要因に対して不釣り合いな著しい苦痛がある」というところです。平たく言うと、「もちろん苦しいのはわかるけど、でもちょっと長すぎるよね」という感じです。臨床の現場でこういった感覚になったとき、適応障害の可能性を考えることができます。

　もう１つのポイントは、「社会的、職業的な生活が難しくなる」という点です。つまり日常生活が営めるかどうかということです。それができているかどうかが、適応障害と診断するか、あるいは「少しずつではあるけれどよくなってますよ」と考えられるかの分岐点かなと思います。

うつ病

　うつ病についても DSM-5 が診断基準を示しています。皆さんも臨床で、いわゆる「うつ状態」を目にすることは多いと思います。ただ、「うつ病」とまでなると、そんなに多くないかもしれません。私の臨床での感覚でも、「もう完全にうつになったな」という人は、さほど多くありません。ただ、見逃しやすいので注意が必要です。

　ここで、私が経験した、「見過ごしているうちに本当にうつになってしまった患者さん」についてお話ししたいと思います。

　その患者さんは、もともと少し心の状態に波がある人でした。病気を伝えられてからは、少しずつ抑うつ状態を示していました。私たち

うつ病（大うつ病障害）（DSM-5）

A. 以下の症状のうち 5 つ（またはそれ以上）が同じ 2 週間の間に存在し、
病前の機能からの変化を起こしている。これらの症状のうち少なくとも 1
つは、（1）抑うつ気分、または（2）興味または喜びの喪失である。
注：明らかに他の医学的疾患に起因する症状は含まない。

（1）その人自身の言葉（例：悲しみ、空虚感、または絶望を感じる）か、
他者の観察（例：涙を流しているように見える）によって示される、
ほとんど 1 日中、ほとんど毎日の抑うつ気分
注：子どもや青年では易怒的な気分もありうる。

（2）ほとんど 1 日中、ほとんど毎日の、すべて、またはほとんどすべて
の活動における興味または喜びの著しい減退（その人の説明、また
は他社の観察によって示される）

（3）食事療法をしていないのに、有意の体重減少、または体重増加
（例：1 カ月で体重の 5 ％以上の変化）、またはほとんど毎日の食欲
の減退または増加
注：子どもの場合、期待される体重増加がみられないことも考慮せよ。

（4）ほとんど毎日の不眠または過眠

（5）ほとんど毎日の精神運動焦燥または制止（他者によって観察可能で、
ただ単に落ち着きがないとか、のろくなったという主観的感覚では
ないもの）

（6）ほとんど毎日の疲労感、または気力の減退

（7）ほとんど毎日の無価値観、または過剰であるか不適切な罪責感（妄
想的であることもある。単に自分をとがめること、または病気にな
ったことに対する罪悪感ではない）

（8）思考力や集中力の減退、または決断困難がほとんど毎日認められ
る（その人自身の言明による、または他者によって観察される）。

（9）死についての反復思考（死の恐怖だけではない）、特別な計画はな
いが反復的な自殺念慮、または自殺企図、または自殺するための
はっきりとした計画

B. その症状は、臨床的に意味のある苦痛、または社会的、職業的、また

は他の重要な領域における機能の障害を引き起こしている。

C. そのエピソードは物質の生理学的作用、または社会的、職業的、または他の重要な領域における機能の障害を引き起こしている。

（文献14より転載）

もそのことを認識し、気にかけていました。そして1週間が経過したころ、ベッドの上で四つん這いになって微動だにしなくなってしまったのです。

　夜間のことで、夜勤の看護師は、いったい何が起こったのかわからない。押しても引いてもまったく動かないのです。結局朝までそのまま様子をみました。そして、朝になって私のところに連絡がありました。私は「すぐに精神科の先生を呼んでください」と伝えて、私自身も患者さんのところに行きました。すると、患者さんはまったく表情がなく、こちらの話も聞こえているんだか聞こえていないんだかわからないぐらいの状態でした。

　精神科の医師が診てくださって、「治るのに6カ月ぐらいかかりそうです」とおっしゃいました。このとき私は、終末期の看護の難しさを感じました。先生の言葉を聞いて、「6カ月？ えっ!?」ってなっちゃったんです。なぜかというと、終末期でこういう状態になる人って、6カ月後に生きていることがまず少ないからです。だから「いや先生、もうちょっと早く何らかのことをしないと。6カ月もたったらこの人、おそらく天国に行ってると思います」と伝えました。すると今度は先生が「えー」ってなりました。

つまり、医療者のそれぞれの専門分野によって、時間の流れ方が違うのです。精神科の医師もそのことをわかってくれて、「じゃあ、ちょっと積極的に治療しましょうか」となりました。こういった時間感覚のすり合わせも必要になるのです。

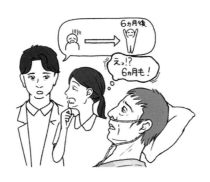

　先ほどもお話ししましたが、うつは見逃しやすいです。この患者さんのように微動だにしなくなると、診断を誤ることはないでしょう。しかし、できればもっと早い段階で発見することができたらと思います。この患者さんもまったく動かなくなったのはある日突然のことでした。それ以前には「ちょっと気になるな」という状態でした。そういう人が突然、大きく状態が変わるという可能性がゼロではないことを、少し頭に入れておいてください。

　話を戻しましょう。DSM-5 の診断基準はかなり細かく規定されています。マニュアルなどをみて、確認してもらえたらと思います。看護師の仕事としては、別に診断までする必要はありません。「あれ？おかしいな」というように気づいて、専門家につなぐことができれば十分です。

⑤否認の有無を確認する

防衛機制

　5つ目は否認の有無の確認です。これまでの4項目は、おそらくそんなに難しく考えなくても、皆さんが毎日の看護のなかで患者さんをきちっとみていれば、スクリーニングできていることだと思います。でも、否認と次の発達障害はちょっと難しいところかもしれません。

　否認について考えるにあたって知っておきたいのが、「防衛機制」という心理的な反応です。防衛機制とは、危険や困難に直面した場合や、受け入れがたい苦痛・状況にさらされた場合に、それによる不安や体験を弱めるために無意識に作用する、心理的なメカニズムです[15]。なので、防衛機制は本人が意図的にしているのではないのです。「これ以上このことを聞いたらもうダメだ」と思ったときに、心のほうが勝手に働いて、無意識のうちに苦痛などを弱めようとするのです。

防衛機制 [15]

- 危険や困難に直面した場合や受け入れがたい苦痛・状況にさらされた場合に、それによる不安や体験を減弱させるために無意識に作用する心理的なメカニズムのことである。
- がん患者さんによくみられる防衛機制としては、否認、置き換え、投影、退行がよくみられる。

看護師が関わりづらさを感じるときのアセスメントと対応

否認は防衛機制の一種です。そして、がん患者さんたちに一番多くみられる防衛機制が、否認です。

　防衛機制には否認のほかに、置き換え、投影、退行といったものがよくみられます。退行は、おそらく臨床ではよくみかけるのではないでしょうか。例えば、40代ぐらいの人が、急に赤ちゃん返りや幼児返りのような振る舞いをすることがあります。そうすることで自分を守っているのです。否認も同じように、自分を守るためにしている行動です。まずはこのことを頭に置いておくことが大事だと思います。

否認

　否認について詳しくみていきましょう。定義としては、「ほかの人には明らかと思われるような外的現実、または主観的体験の苦痛な側面を認めることを無意識的に拒否することによって、情緒的葛藤や内的・外的ストレス因子に対処する防衛機制のこと。あたかも病気が存在しないかのような言動、病状や今後の治療について非現実的に楽観視するような発言として現れることがある」とされています[16]。

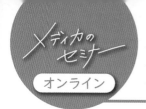

見て理解 & 即実践!
いつでも・どこでも・何度でも!
エビデンスに基づく知識 & 技術!

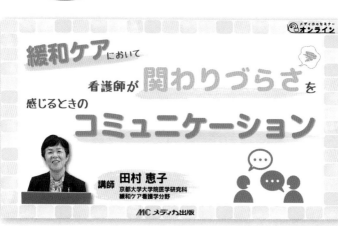

患者対応のヒントが満載!
自分のケアを見つめ直しましょう!

看護職者特有の関わりかたを知ることで接し方が変わる!

講　師	田村　恵子 京都大学大学院 医学研究科 人間健康科学系専攻 先端中核看護科学講座 緩和ケア看護学分野 教授
受 講 料	スライド資料ダウンロード **6,000**円 (税込) スライド資料送付 **8,000**円 (税込)
視聴期間	受講証メール受信日より30日間

詳細・
お申し込みは
こちら!

／ チラ見もできます! ＼

※2023年4月現在の情報です

FitNs. を利用すると、**どう変わる？**

※FitNs.利用者における自社調べ（2022.5実施）

Before

FitNs.で得られるのと同じ情報を得るために…

書店では **図書館では** **自宅の本棚は**
2週間以上 **1週間以上** **24時間以上**

書店に出向いていた時は 図書館に行っていた時は 自宅本棚から探していた時は
2週間以上 1週間以上 24時間以上
かかっていた人が かかっていた人が かかっていた人が
60%！ **63%！** **62%！**

After

キーワード検索で19の専門誌から一気に探せる！

FitNs.なら**60分以内**

1つの「知りたい」情報が発生してから、
FitNs.ユーザーの90%が
必要な情報を
60分以内に見つけられ、
そのうち**30%は10分以内**
に見つけられると言っています。

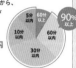

5分以内 60分以上 **90%以上**
10分以内 60分以上
30分以内

実際に利用した方から実感の声！

FitNs.ユーザーの**70%以上**の人が
調べもの学習の時間が
10分の1以下になったと言っています。

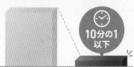

10分の1以下

※FitNs.利用者における自社調べ（2022.5実施）

すべて専門誌に掲載済みの記事だから
内容も安心できて、きちんと勉強できます。

実際にFitNs.ユーザーの**約90%**の方が、
安心して勉強ができると言っています。

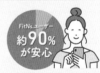

FitNs.ユーザー
約90%
が安心

※FitNs.利用者における自社調べ（2022.5実施）

なぜ
3時間を10分にできるのか？
さらなる詳細はWEBで

すべての
医療従事者を
応援します

 株式会社メディカ出版

〒532-8588
大阪市淀川区宮原3-4-30 ニッセイ新大阪ビル16F

メディカ出版 フィットナス ［検索］

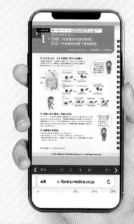

『困ったさん』で片づけず、患者さんの特性に注目しよう！

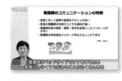
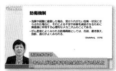
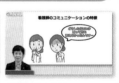

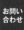

否認 [16]

- ほかの人には明らかと思われるような外的現実または主観的体験の苦痛な側面を認めることを無意識的に拒否することによって、情緒的葛藤や内的・外的ストレス因子に対処する防衛機制である。あたかも病気が存在しないかのような言動、病状や今後の治療について非現実的に楽観視するような発言として現れることがある。
- 否認にもさまざまな程度のものがあり、疾患の存在そのものを認めない「真の否認」から、症状と疾患の関連性を認めないもの、そして疾患の致死性を認めないものという大きく3段階がある。

　なので、例えば何度説明しても、「じゃあこのあと、この治療が終わったら退院できますかね？」と言われたりするのです。「わかりました。じゃあ、旅行は来年まで延期します」とおっしゃるケースもあります。「このまま良くなったらみんなで旅行に行きたいと思っていたので、それを計画してもいいですかね？」なんて言われると、こちらとしてはドキッとしますよね。「あれだけ説明したけれど、どうなってるんだ？」ってなってしまいます。否認ではしばしば、そういった状況になります。

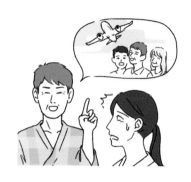

　否認にもさまざまな程度があるとされています。疾患そのものを認めない否認は、「真の否認」と呼ばれます。それから、病状と疾患の関連性を認めない否認もあります。さらに、疾患の致死性を認めない否認もあります。これら3段階に大別されています。

　がんであることはわかっていても、「よくなっていく」と思っているのも否認の一種です。この例では、疾患の致死性を認めていません。今の痛みは病状の進行の影響だと説明しても、「昨日、頑張って動いたから今日は体が痛い」と解釈する人もいます。これも否認の一種です。「今日、体がだるいのは、昨日部屋の片付けをしたから」と話される患者さんもいます。どちらの例も、病状と疾患の関連性を認めていないのです。そして、「がん？ え、そんなこと聞いてないけど」という、そもそもの話がかみ合わない患者さんもいます。これが真の否認です。このように3つの段階があることを念頭に置いていただけると、整理しやすいと思います。

⑥発達障害特性の有無を確認する

では、最後の「発達障害特性の有無を確認する」にいきたいと思います。ここでは難しい話も出てくると思いますが、頑張ってお付き合いください。

発達障害という言葉はよく耳にしますよね。発達障害についてはどんなイメージがありますか？「すごく多いな」とか、「よくわからないな。何が障害なんだろう？」とか、受け取り方はさまざまだと思います。ここでは、厚生労働省のメンタルヘルスのホームページ[17]に掲載されている発達障害についての説明に沿ってみていきましょう。発達障害は、DSM-5の分類では神経発達症群／神経発達障害群となりますが、これは厚生労働省が一般の人に向けて説明しているもので

発達障害[17]

● 生まれつきの特性で、「病気」とは異なる。
　発達障害はいくつかのタイプに分類されており、自閉スペクトラム症、注意欠如・多動症（ADHD）、学習症（学習障害）、チック症、吃音などが含まれる。
　これらは、生まれつき脳の一部の機能に障害があるという点が共通している。同じ人に、いくつかのタイプの発達障害があることも珍しくなく、そのため、同じ障害がある人同士でもまったく似ていないように見えることがある。
　個人差がとても大きいという点が、「発達障害」の特徴と言える。

あるということを踏まえて、まずはこの内容はしっかりと押さえておきましょう。

　まず、発達障害は「生まれつきの特性で病気とは異なる」とされています。これはよく耳にしますよね。皆さんも「発達障害って病気じゃないんだよ」ということはご存じだと思います。でも、「じゃあ何なの？」と思いますよね。

　発達障害はいくつかのタイプに分類されています。以前から言われているのは自閉症、今で言うところの自閉スペクトラム症です。注意欠如・多動性障害、学習障害、チック症、吃音なども発達障害の一種です。これらは、生まれつき脳の一部の機能に障害があるという点で共通しています。生まれつきなんですね。そういった意味で、病気とは異なるとされています。

　同じ人にいくつかのタイプの発達障害がみられることも珍しくありません。一つだけではなく、複数のことのほうがむしろ多いかもしれません。そのため、同じ障害がある人同士でも、全く違うものにみえてしまうことがあるとも言われています。個人差がとても大きいこと。それも発達障害の特徴です。

　以上が発達障害に関する一般的な説明なのですが、「じゃあ何なの？」ってなりませんか？ ますますわからなくなる人もいるように思います。そこで私なりに考えを整理してみました。

　まず一つは、発達の特性であるということです。それから、発達障害の人たちは生まれつき脳の一部の機能に障害がある、偏りがあるとかばらつきがあると考えてみるといいと思います。何が障害なのかと

いうと、日常生活です。偏りがあることで、日常生活がうまくいかない。そういった意味で病気とは異なると理解すると、少し整理ができるのではないでしょうか。発達障害は「発達の特性＋生活障害」という2つのことがあることが特徴であると考えてみてください。

発達障害のさまざまな用語

ここからは少し医学的な点からお話ししていきます。

発達障害に関しては、さまざまな言葉が氾濫しています。研究が進んで時代が変化するとともに、だんだん整理されていきました。それらをまとめたのが次の図です[18]。

発達障害の用語の変遷

広汎性発達障害 (ICD-10, 1992)	広汎性発達障害 (DSM-Ⅳ, 1994)	自閉スペクトラム症 / 自閉症スペクトラム障害 (DSM-5, 2013)
小児自閉症 アスペルガー症候群 他の小児期崩壊性障害 非定型自閉症 他の広汎性発達障害 広汎性発達障害、 特定不能のもの	自閉性障害 アスペルガー障害 小児期崩壊性障害 特定不能の広汎性 発達障害	自閉スペクトラム症 / 自閉症スペクトラム障害

（文献 18 より改変）

広汎性発達障害に共通する特性は人によってグラデーションや強弱があり明確に分けられるものではなく、また、同じ人でも年齢や状況において変化する。
そのため明確な分類ではなく「自閉スペクトラム症」という境界線のない一つの障害であると考えられるようになっている。

まず、1992年に出された国際疾病分類第10版（ICD-10）では、「広汎性発達障害」という言葉が用いられています。そのなかには、小児自閉症やアスペルガー症候群など、たくさんの障害や症候群が含まれています。それが少しずつ整理されていき、94年には国際的な精神疾患の診断基準であるDSM-Ⅳにおいて、自閉性障害、アスペルガー障害、小児期崩壊性障害、そして特定不能の広汎性発達障害という4つになりました。ここですごいのは、「特定できない」と言いきってしまったところです。特定不能だとされるぐらいなんだから、わからないのは当たり前なんですよね。

　そして今、一番新しいのは2013年のDSM-5のものです。1992年にはあれほどたくさんあったものが、「自閉スペクトラム症／自閉症スペクトラム障害」という1つの言葉にまとめられました。「自閉スペクトラム症」という言葉はよく聞きますよね。その言葉がすべての発達障害を含んでいます。このように理解するといいでしょう。自閉症スペクトラムは発達障害とは別物というより、これまで別々に名前をつけられていたものが、すべて統合されて自閉スペクトラム症という診断名になっているのです。

　自閉スペクトラム症にはグラデーションがあります。強く出たり弱く出たりというグラデーションがありますし、同じ人でも年齢や状況によって出かたが変化していきます。「スペクトラム」という言葉は、あいまいな境界を持ちながら連続していることを表す言葉です。その出かたにグラデーションがある様子を、「スペクトラム」という言葉に込めたのだと思います。

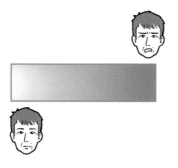

自閉スペクトラム症の特徴

「自閉スペクトラム症」という言葉はよく耳にしますね。略称は ASD（Autism Spectrum Disorder）です。ASD の特徴についての説明を聞かれた経験をお持ちの人も多いのではないでしょうか。

自閉スペクトラム症の特徴[19]

（Autism Spectrum Disorder：ASD）（DSM-5）

- 特徴的な2つの症状
  - ①対人関係の難しさ：
    - 社会的コミュニケーションおよび対人交流の困難（A 基準）
  - ②こだわりの問題：
    - 特定の行動、興味、または活動の限局された反復的な様式（B 基準）
- これらの特性が幼児期からみられる。

ASD には特徴的な2つの症状があります。1つは対人関係の難し

さです。社会的コミュニケーションおよび対人交流が困難である。この特徴が、のちほど紹介する A 基準のもとになっているものです。

2つ目の特徴がこだわりの問題です。DMS-5 の定義では、「行動、興味または活動の限局された反復的な様式」となっています。ちょっと難しいですけれども、こちらものちほど説明します。これら2つの特徴が、ASD かどうかを判断するときの基準として使われています[19]。

これらの特性は、幼児期からみられます。大人になって急に ASD になるのではなくて、じつは小さいときから特性を備えていたのです。でも日常生活は問題なくできていたので、「少し変わった子どもさんですね」という感じでやり過ごしてきています。そういうケースもあるように思います。

そう考えてみると、皆さんの周りにも ASD かもしれないなという人がいるかもしれません。ご自分の小学校や幼稚園ぐらいのことを考えると、ちょっと変わった子って、少なからずいたのではないでしょうか。

でも、研究があまり進んでいなかったり、社会の認知が進んでいなかったりした時代は、特別に取りあげられることもありませんでした。むしろ、「とても個性豊かな人」というように認められてきたのかもしれません。社会の認知が進んだ結果、近年では、逆にいじめの対象になってしまうような問題も出てきています。

A 基準：社会的コミュニケーションおよび対人交流の困難

ご紹介した2つの特徴は、ASD を診断する基準にもなっています。

一つ目の基準である A 基準は、「社会的コミュニケーションおよび

78

対人交流の困難」がベースになっています。Ａ基準には３つ項目があり、すべてを満たすと ASD と診断されます。

> ### A基準：社会的コミュニケーションおよび対人交流の困難 [19)]
>
> ●診断には３項目すべてを満たす必要がある。
> ①対人的・情緒的相互性の障害
> ②対人相互的な非言語的コミュニケーション行動の障害
> ③関係づくりの発展、保持、理解の障害

　まずは対人的・情緒的相互性の障害です。「なかなかほかの人とうまくいかない」というのがこの項目にあたります。次は対人相互的な非言語的コミュニケーション行動の障害。それから関係づくりの発展、保持、理解の障害です。ASD の人が感じる生きづらさというのは、この②や③の項目に関係しているように思います。

B 基準：特定の行動、興味、または活動の限局された反復的な様式

　B 基準は特徴の２つ目である「行動、興味または活動の限局された反復的な様式」、つまり「こだわりの問題」がベースです。B 基準には４項目あり、２項目以上を満たすと ASD と診断されます。

B基準：行動、興味または活動の限局された反復的な様式 [19]

● 診断には 2 項目以上を満たす必要がある。
① 常同的 / 反復的な動き、物の使用、発話
② 同一性へのこだわり、習慣・儀式的行動への固執
③ 著しく限局し固定した興味：熱中の仕方・対象が異常
④ 感覚刺激への反応亢進 / 低反応、環境の感覚面への異常な反応

　常動的、反復的な動きがあるとか、同一性にすごくこだわりがある
とか、熱中の度合いや熱中する対象そのものがほかの人には理解でき
ないものであるというようなことがあります。こうした B 基準に当ては
まる可能性のある子どもさんについて、保育士さんから話を聞いたこ
とがあります。こだわりの強い子どもさんは、興味のある遊びに出会っ
たら、遊ぶことをやめないそうです。とにかく何時間でも続けるので、
保育士さんたちが気をつけているのは、いかにして途中でストップを
かけるかということだそうです。遊びであれば、対象を意図的に変え
てあげることが必要だそうです。例えばお部屋の中をぐるぐる回って
楽しかったら、倒れるまで回ってしまう。そういうことがあるので、
そうなる前にほかのものに興味がいくようにしてあげることが必要だ
とうかがいました。

　B 基準に関してはこのほかに、感覚刺激への反応亢進とか、逆にち
ょっと反応が鈍くなったりするという項目もあります。

臨床の視点からみる ASD の特性

　ここまでは ASD を診断基準という側面からみてきました。ちょっと堅い感じでしたね。そこでここからは、ASD の特性について臨床的な視点からの説明をみていきましょう。

　私たちの臨床の現場でみられる ASD の特性をひと言で表すと、「非常に多様である」となりますが、もう少し具体的にみていくと、まずは独特の人付き合いがあるという特性があげられます。そして、「そこまで言わなくてもいいよね」と言いたくなるぐらい正直です。皆さんも経験的に納得するのではないでしょうか。ASD の人は、「腹に置

ASD の特性―非常に多様である[20]

①独特の人付き合い
②正直すぎる
③コミュニケーションの問題
④コミュニケーションというキャッチボールが苦手
⑤想像力の障害
⑥コレクション：ある種の情報を集めることに熱中する
⑦パターン的行動、生真面目すぎて融通が利かない
⑧常同運動：重度の場合にみとめることがある

・話し方がまわりくどい、曖昧が苦手、細かいところにこだわる
・曖昧な聞き方をされると意味がつかめない
・場にそぐわないほどの丁寧語を使う
・一方的でわかりにくい話し方
・言外の意味をくみ取ることが苦手
・言葉の間違った使い方
・思考を言葉に出す
・わかりにくい話し方、だじゃれを好む
・しゃべるほどには理解していない
・ジェスチャーや表情、距離の取り方などの言葉以外のコミュニケーションの問題

いておく」ということがないのかもしれません。「え? そこまで言っちゃう?」みたいなことがやはりあるかなと思います。

そして、コミュニケーションの問題があります。コミュニケーションの問題には非常にたくさんのパターンがあって、話しかたが非常に回りくどいとか、あいまいさが苦手とか、非常に細部にこだわるといった特性があります。場面に応じて丁寧な言葉を使うことはもちろん大切ですが、「この場にそんな丁寧語が必要だろうか?」と感じてしまうような丁寧語を使ったりもします。その一方で、とてもわかりにくい、独自の解釈と独特な言葉遣いをすることもあります。

また、言葉にされていない意味を「くみ取る」ということが苦手とも言われています。間違った言葉の使い方をしたり、考えをとにかく言葉に出したりという特性です。わかりにくい話し方をしたり、いろいろおっしゃるんだけれども、ご自分のなかでどのくらい理解してるかというと、必ずしもそんなに深く理解していないということもあります。

それから、ジェスチャーや表情、距離のとり方など、言葉以外のコミュニケーションがなかなかうまくいかないということもあります。コミュニケーションという相手とのキャッチボールが苦手であったり、想像力に障害があったりするため、なかなか思考をうまく表現できない傾向にあるのです。

ある種の情報を集めることに熱中したり、パターン的な行動で、真面目すぎて融通がききにくいといった特性もあります。ASD が非常に強い場合には、同じことを繰り返すという行動もみられます。先ほ

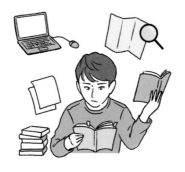

どご紹介した子どもさんがぐるぐる回って止まらないというのは、病状としてはかなり強いと考えられます。

対応のコツ

　ここまで、何度説明しても理解が得られない患者さんのアセスメントについてみてきました。ここからは、どう対応したらいいのかを考えていきましょう。

　対応を考える際も、アセスメントのステップに沿って考えます。ステップ１のせん妄の有無を確認することと、ステップ２の認知機能の程度を確認することについては、どのようにしてせん妄や認知機能の程度をキャッチするのかをすでにお伝えしました。それらをもとに、対応方法を考えていただくといいと思います。

どう対応するか

①せん妄の有無を確認する。

②認知機能の程度を把握する。

③認知症、うつ病、適応障害などの有無を確認する。

　→該当すると判断される場合には専門家に相談。

④否認の有無を確認する。

　→否認の場合には、直面化を急がない。

⑤発達障害特性の有無を確認する。

　→発達障害特性を考慮した関わりを行う。

　状況をわかりやすく伝え、サポートする。

［東谷＆杉山　2018］（文献4より改変）

せん妄は専門家に

　せん妄に関しては、できれば専門の人に診ていただきたいです。せん妄がある程度進んでしまうと、"緩和する"ということがなかなか難しくなります。専門のチームなどが病院内に設置されているようであれば、そちらに相談してみるといいでしょう。

認知症、うつ病、適応障害はスクリーニングをして専門家に相談

　ステップ3の認知症、うつ病、適応障害の有無を確認することについては、先ほど、スクリーニングの指標を紹介しました。それを使って患者さんの様子を観察し、「もしかしたら……」と思うときは専門家に相談することが私のおすすめです。

　専門家とは多くの場合、精神科医です。認知症、うつ病、適応障害

のいずれの症状に対しても、同じようにスクリーニングを経て専門家に相談、という対応がいいと思います。

認知症に関しては、老年科がある病院なら老年科の医師に相談してもいいですし、専門の看護師やリエゾンチームに相談するのもいいと思います。

否認のある患者さんは「そっとしておく」ことも必要

4つ目の否認の有無を確認することについてですが、まず、否認とは心を守るための反応だということを念頭に置いてください。受け入れがたい現実から心を守ろうとしている患者さんに対して、「もう1回、説明して、こうしよう。次はああしよう、こうしよう」とどんどん進めていくのは、ちょっと違います。否認とは何かを思い出すことで、私たち看護師にできること、すべきことが考えられるはずです。

ただ、そうはいうものの、これは本当に難しいです。否認している患者さんのことを思ってそっとしておくのか、それでもやはり説明などの介入をするのかというさじ加減が非常に難しいのです。そっとしておきすぎると、気がついたら病状がどんどん悪くなっているということも現実には起こりうるのです。このあたりの判断がとても重要です。

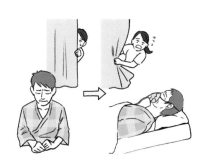

発達障害のある患者さんにはわかりやすく伝え、サポートする

　5つ目の発達障害の特性については、今回はかなり詳しく説明しました。その特性を思い出していただき、それらを考慮した関わりを心がけましょう。発達障害のある患者さんに対してまず大切なことは、状況をわかりやすく伝えることです。紙に書いて伝えたり、繰り返し伝えたりすると効果的です。できるだけ難しい言葉を使わないことも大切でしょう。そのうえで、さまざまなサポートを行なっていきます。

引用・参考文献

1) 宮﨑優子ほか. 急性期病院の一般病棟でのがん終末期看護における患者とのコミュニケーションに困難を感じる要因. 日本看護学会論文集：慢性期看護. 48, 2018, 207-10.
2) 野村佳香ほか. 死にゆく患者への関わりの中で看護師の抱く感情. 2011年度（前期）勇美記念財団在宅医療助成報告書. 2012. 7.
3) 狩谷恭子. 一般病棟における終末期がん患者の看護に対する困難度とスピリチュアルケアの実態調査. 日本医学看護学教育学会誌. 26 (3), 2018, 13-9.
4) 東谷敬介ほか. 「理解が悪い」と感じられる患者／「先々のことが考えられない」と感じられる患者. 緩和ケア. 28 (5). 2018, 334.
5) 小川朝生. 認知症・せん妄のケア：急性期医療での認知症の人々への支援. 講義資料. 2022.
6) 国立がん研究センター. 「がん治療中のせん妄の発症予防を目指した多職種せん妄対応プログラムの開発」：DELTA(DELirium Team Approach)プログラム. https://www.ncc.go.jp/jp/epoc/division/psycho_oncology/kashiwa/research_summary/040/index.html (accessed 2022.12.26)
7) 老年医学会. 認知機能の評価法と認知症診断. https://www.jpn-geriat-soc.or.jp/tool/tool_02.html (accessed 2022.12.26)
8) 小川朝生. あなたの患者さん、認知症かもしれません. 東京, 医学書院, 2017, 3-4.
9) World Health Organization. International Statistical Classification of Diseases and Related Health Problems. 10th Revision. Geneve, World Health Organization. 1993.
10) American Psychiatric Association. Diagnostic and Statistical Manual of Mental Disorders. 5th Edition. AM PSYCHIATRIC ASSOCIATION PUB, 2013.
11) 国立がん研究センター. 高齢者のがん診療における意思決定支援の手引き. https://www.ncc.go.jp/jp/epoc/division/psycho_oncology/kashiwa/research_summary/050/isikettei_pnf.pdf (accessed 2022.12.26)
12) 小川朝生ほか編. 医療者が知っておきたいがん患者さんの心のケア：精神腫瘍学ポケットガイド. 東京, 創造出版, 2014, 10.
13) MSDマニュアル 家庭版. 適応障害. https://www.msdmanuals.com/ja-jp (accessed 2022.11.25)
14) 米国精神医学会. DSM-5 精神疾患の分類と診断の手引. 高橋三郎ほか監訳. 東京, 医学書院, 2014, 160-1.
15) Stedeford, A. Psychotherapy of the dying patient. Br. J. Psychiatry. 135, 1979, 7-14.
16) Weisman, AD. et al. Coping with cancer through self-instruction: A hypothesis. Journal of Human Stress. 5(1), 1979, 3-8.
17) 厚生労働省. 発達障害. https://www.mhlw.go.jp/kokoro/know/disease_develop.html (accessed 2022.12.26)
18) 本田秀夫. 自閉スペクトラム症の理解と支援：子どもから大人までの発達障害の臨床経験から. 東京, 星和書店, 2017, 38.
19) 前掲書14). 49.
20) 上村恵一. 緩和ケアをするうえで必要な発達障害の知識. 緩和ケア. 28 (5). 328-30.

21）宮岡等、内山登紀夫. 大人の発達障害ってそういうことだったのか その後. 東京, 医学書院, 2019, 328p.
22）川名典子. がん患者のメンタルケア. 東京, 南江堂, 2014, 240p.

看護師が難しさを
感じる場面の
アセスメントと対応

では続いて看護師が対応が難しいと感じるいくつかの場面における
アセスメントと対応について考えていきたいと思います。

患者さんが治療をあきらめたくないと話すとき

はじめに患者さんが治療をあきらめたくないと話すときについて、
一緒に考えていきたいと思います。これもよくあることですよね。医
師が「これ以上の抗がん剤治療は患者さんの負担になる」と判断して
治療の中止を提案したにもかかわらず、患者さんは「あきらめたくな
い。治療を続けたい」と訴え続けるケースです。

患者さんが治療をあきらめたくないと話すとき

- 医師がこれ以上の抗がん剤治療は患者さんの身体的負担を増加する
  と判断して治療の中止を提案したにもかかわらず、「あきらめたくない」
  「治療を続けたい」と訴え続ける。
- 医療者は患者さんの身体状況をアセスメントして、これ以上苦しい状
  況になってほしくないと考えて、矢つぎばやに情報提供を行うことが多
  い。
  例）治療を続けることのデメリット、緩和ケアのよいイメージなど
- 患者さんはかたくなに「あきらめたくない」という気持ちを強くしていく
  ……。

こういった場面で医療者は、患者さんの身体状況をアセスメントして、「これ以上、苦しい状況になってほしくないな」と考えています。その結果、矢つぎばやに情報提供を行っていることが多いように思います。「このまま続けたらこうなりますよ」とか「こうされたらどうですか？」といったような伝え方になっています。それからよくあるのは、「緩和ケアに行ったらこんなふうに楽になりますよ」という説明です。緩和ケアにずっと携わっている私としては、「緩和ケアはそうじゃないんだけどな」と思うこともありますが、それはさておき、医療者側からたたみかけるようにどんどん情報を追加していくことが多いのではないでしょうか。

多くの場合、患者さんは「わかりました」とは言いません。むしろ心がぐっとかたくなって、「あきらめたくないな」とか「何が何でもやるぞ」みたいな気持ちになっていきます。そういったことが臨床では結構あるように思います。

そういった場面でのアセスメントと対応について考えてみましょう。

● 医療者からの一方的な情報提供になっていないか

まず、患者さんの気持ちを無視した一方的な情報提供になっていないかを、もう一度振り返ってみてください。提供している情報が患者さんにとって必要な内容になっていますか？ 医療者にとって大切なことや必要なことかもしれませんが、それは本当に患者さんにとって必要でしょうか。情報提供とは本来、患者さんが必要な情報を提供することのはずですよね。

アセスメントと対応[1]

- 患者さんの気持ちを無視した一方的な情報提供になっていないか。
- いま一度、患者さんの立場に立って、患者さんから見える風景（取り巻く状況）をみつめよう。
  - →共感や受容につながる。
- その患者さんの「治療をあきらめたくない理由」を対話を通してひもといていく。
  - →患者さんの価値観や信念を明らかにする。
- 同時に、医療者も自分の心に目を向けて、自身の価値や信念に気づくことが大切。
  - →患者さんの価値感や信念を共有することにつながる。
- 患者さんとのコミュニケーションを図りながら、情報提供を行い、理解を促して重要な話を開始するタイミングを判断する。
  - →患者さんが納得した選択ができるようにする。

患者さんの立場になって状況をみつめてみる

　次に、いま一度患者さんの立場に立って、患者さんからみえる風景、患者さんを取り巻く状況をみつめてみます。これは治療をあきらめたくない患者さんへの対応だけでなく、さまざまな場面でとても大切なことだと私は思っています。私自身の経験として、患者さんの立場に立って、患者さんから見える景色が自分も見えたと思えたとき、それまでとは違った感情がわきあがってくることがあります。「あれ、思っていたのとちょっと違うな」「こういう感覚、初めてだな」という

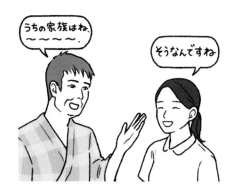

気持ちになるんです。そういった経験を重ねることが、共感や受容に
つながっていくのではないでしょうか。

患者さんの価値観や信念をひもとく

　3つ目は、治療をあきらめたくない理由を、対話を通してひもとい
ていくことです。患者さんによっては、「自分としては本当は治療はも
うやめてもいいんだけれども、周囲の状況を考えるとあきらめるわけ
にはいかない」という状況もあります。例えば、「子どもがまだ小さい
から、やっぱり成人するまでは生きていたい」とか、「治療をするため
にここまでみんなに協力してもらったんだから、そう簡単に投げ出す
ことはできない」といったこともあるなと思うのです。

　こういった本音の部分や理由にたどり着くには、やはり、しっかり
と話し合うことが必要です。このときの対話というのは、「あなたの
価値観についてしっかりと聞きますよ」ということを、こちらが態度
として示していくことが大切になります。「どうしてそう思われるん
ですか？」ということからスタートして、相手の答えをまずは受けと
めることですね。「へー、そんなこと思ってるんだ」ではなくて、「そ

ういうふうに考えていらっしゃるんですね」ということを積み重ねて
いくことが必要です。これが、「患者さんの価値観や信念を明らかに
する」と言われるプロセスです。

医療者自身の価値観を認識しておく

4つ目は医療者自身に関することです。医療者は患者さんと対話し
て思いを受けとめる役割を担っていますが、一方で、医療者自身も自
分の考えや価値観を持っています。治療をあきらめたくない理由に耳
を傾けつつも、「いや、そうは言ってもこの人のことを考えると、や
っぱりここが引き時なんじゃないかな？」と思うこともあるでしょう。
「そもそも、この治療はちょっとやりすぎてるんじゃないの？」と思
うことだってあるかもしれません。逆に、「こういう状況だったら、
患者さんが言うこともっともだ」と思うこともあるでしょう。医療
者であるわれわれの価値観や信念といったものも、非常にさまざまな
のです。

となると、医療者自身の価値観や信念を自分のなかで明確にしてお
くことが必要になります。そこがないままで相手の価値観や信念だけ
を聞いても、前に進んではいけません。相手のことだけを無条件に受
け入れることはすごく難しいことです。「自分の価値観と違うのに」
となりますよね。なのでやはり、自分の価値観を自分自身が明確に認
識していることが大切です。そうすることで、「なぜ私は今、あきら
めたくないと言っている患者さんの考えを受け入れられないのか」を
考えることができると思います。

● 患者さんが納得できる選択を支援する

　5つ目は患者さんとのコミュニケーションです。しっかりとコミュニケーションを図りながら、適切な情報提供を行い、正確に理解するお手伝いができているかということです。理解という言葉を使いましたが、「納得」のほうが適切かもしれません。近年では、患者さんが納得したうえで選択することが何より大事だと考えられるようになっています。皆さんにもぜひそこを目指してほしいです。

こだわりが強いなと感じるとき

　次は「こだわりが強いな」と感じる患者さんへの対応です。こういう人、いらっしゃいますよね。ひととおりお話をして、次の話に進もうとすると「いやいや、待って待って」みたいな感じで話を戻してしまう。こだわりが強くて、いつも自分の主張ばかりを繰り返されます。医療者としては本当に困ってしまいます。皆さんも臨床の現場で経験しているのではないでしょうか。

こだわりが強いなと感じるとき

- 何をするにも「こだわりが強くて」「いつも自分の主張ばかりを繰り返して」困る。
- 説明しても入っていかず治療などが予定どおりに進まない。
- 日常の対応において、医療者が緊張や負担感を感じてしまう。
- 患者さんへの陰性感情（わがままで困った患者さんなど）が病棟内に蔓延し、医療者には不全感や疲労感ばかりが残ってしまう。

　こういう患者さんには、説明してもその内容がなかなか入っていきません。結果、治療などが予定どおりに進まないことが少なからずあります。こうなると、本当に困ってしまうんですよね。ある意味、病院というのは治療の場として存在しています。医療者が朝、患者さんのベッドサイドに行ってその日の予定を説明したときに「え？ そんなこと聞いてない」と言われてしまうと、その日の治療が進みません。「それは自分が言ったことじゃない。だから、それはしたくない」なんてことになると、その日の看護師のタイムスケジュールも大幅に組み替える必要が出てしまいます。

　こだわりの理由がわかるといいのですが、実際にはなかなかそうはいきません。理由がわからないなかでの対応は大変です。医療者としては、「もしかすると、何かまずいことが起こるかもしれない」という緊張を常に強いられることになります。慎重な対応にならざるをえ

ないので、「ちょっと余計な時間がかかるな」という、負担感を感じてしまうこともあるでしょう。

こういうことがずっと続くと、「あの人、困ったさんやね」みたいな感じになると思います。そういうわがままで困った患者さんが病棟内にいると、影響が少しずつ蔓延していって、医療者には不全感や疲労感がどんどん積み重なっていきます。

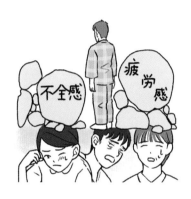

ASD 特性という視点からみてみる

こだわりが強いなと感じる患者さんへのアセスメントと対応を考えてみましょう。ここで皆さんに思い出してもらいたいのは、ASD の特性で説明した内容です。例えば、どこにこだわっているのかを尋ねてみることが有効です。それから、できる限り抽象的な話をしないことは非常に重要です。具体的な選択肢を提示するように心がけるといいでしょう。

こだわりが強い患者さんへのアセスメントと対応

- ⦿ ASD 特性の視点で患者さんの言動を眺めてみる。
  - ◡ どこにこだわっているかについて尋ねる。
  - ◡ できる限り具体的に選択肢を提示する。
  - ◡ 曖昧な表現をしない。「すぐに」「ちょっと」ではなく「5分後」「11時までに」など。
  - ◡ 予定が立つように、変更があるときは早めに知らせる。
  - ◡ 長い文章は避け、できる限り簡潔で明瞭な文章にする。
  - ◡ 先の見通しを一緒に考える。
  - ◡ 視覚提示をする：伝言や指示をメモで渡すなど。
- ⦿ 医療者もこだわりすぎず、患者さんの特性に合わせた対応を工夫する。

　抽象的ではなく具体的に対応するということについては、時間に関しても同じです。患者さんからは、「いつも待たされる」「いったいいつになったらしてくれるんだ」といった声がよく寄せられると思います。私たち看護師としては「すぐにしますね」「ちょっと待ってくださいね」と言いがちな場面なのですが、こだわりが強い患者さんに対しては、その答え方は適切とはいえません。「5分後に行きます」「10分待ってください」など、明確な表現が必要です。

　具体的な時間とも関連しますが、こだわりが強い患者さんにとっては、「予定が立つ」ということがとても大事です。こだわりが強い患者さんは、段取りの組み換えが苦手なので、事前に伝えられた予定にこだわってしまいます。とはいえ病院では随時状況が変化しており、

予定の変更は頻繁に起こります。午前中に予定していた検査が午後に変わることもあるでしょう。こういったとき、検査ができる午後のタイミングで「(いろんな状況で) 今日は午前に予定していた検査が今からになりました」といってはダメなのです。予定の変更がわかった時点で、できるだけ早く伝えないといけません。そうでないと、午前中ずっと待っておられます。「いつ呼ばれるんだろう？ いつ行くんだろう？」と思って待っていて、ようやく看護師が来たと思ったのに「じつは……」となると、「いつもこうなんだ！」という怒りがわいてくるのも無理はないですよね。ですから予定の変更はなるべく早く知らせることが大切です。

　長い文章を避けることも大切です。文章が長くなると、何がもともとの主語だったかわからなくなることってありますよね。私も文章が長くなりがちなので要注意なんですけれど、そういうことはよく起こります。でもそういった長い文章は、ASD の人たちにはとても入りにくい。できるだけ簡潔・明瞭な伝え方を心がける必要があります。メモなどを使って、視覚でわかる伝え方をするのも効果的です。

　「予定が立つことが大切」という話にも関連するのですが、先の見通しを伝えることも重要です。例えば検査の予定が変更になった際には、「この変更に伴って、今後どうなっていくのか」を一緒に伝えるのです。先の見通しが立つことで、こだわりが少し和らぐように思います。

● 医療者自身もこだわりすぎないようにする

　ここまでは患者さんへの対応という面から考えてきました。もう一つ大切なのは、医療者自身をみつめ直すことです。すなわち、「相手がこだわると、医療者もどんどん頑固になってこだわってませんか？」ということです。患者さんに対応しているときは良かれと思って一生懸命なのですが、少し時間がたって落ち着いてくると、「別にあそこはこだわらなくてよかったんじゃないかな？」と思うことがあるような気がします。ベッドサイドでやり取りをするときはすごく大きな問題だと思っていたことが、ナースステーションに戻って時間がたってから考えると「あれってそんなに問題だっけ？」と思い直すこともあるでしょう。臨床の現場は人と人との関わりなので、そういったことが起こる可能性はゼロではありません。

　ですから、医療者はあまりこだわりすぎないで、まずは患者さんの特性に合わせた対応を工夫していくことを心がけてほしいです。もちろん時には、「何でここでこうなるんだ！」という気持ちもわきあがってくるでしょう。私だってそうです。でもそこで少しだけ冷静になってみてください。

「間違ってはいない」
でも何か違うと感じるとき

● ASD 特性という視点でみてみる

　「間違ってはいない。でも、何か違うな」と感じるときもあります
よね。別に、患者さんが言っていることは間違っていないのです。で
も何かちょっと、腑に落ちないような気持ちになってしまう。そうい
うときがあると思います。先ほどのこだわりが強い患者さんと同様に
このようなケースでも、ASD の特性という視点で患者さんの言動を
みつめ直してみることが大事になります。

「間違ってはいない」でも何かが違うと感じるとき[2]

- ● ASD 特性の視点で患者さんの言動を眺めてみる。
  - 予定外の変更に対する融通のなさ。
  - 自分の話したいことばかりを一方的に話す。
  - その場の空気を読むことができない（忖度できない）。
  - 行間を読めず、文字通りに受け取る。
    （物を捨てる判断が難しいので）部屋を片付けられないなど。
- ● そんな感覚を感じたときには、本人にその行動の背景を尋ねることが
  対応についてヒントを得る近道となる。

ASD特性のなかで、「予定外の変更に対して融通がききにくい」というものがありました。このケースでも、この特性に通じるものがあります。予定の変更を早めに伝えても納得してくれず、病院側の事情があってどうしても変更しなくてはならないことをどんなに説明しても、「絶対にダメ」と言われてしまうことがあります。「おっしゃることはよくわかるんですけれど、でも、今日検査するには時間を変えるしかないんですよね」という医療者側からの説明がなかなか入っていきません。

　そうなったら、「聞く耳持たず」という感じになって、ご自分の主張をずっと繰り返し言い続けることがあります。それから、その場の空気を読むことができない。いわゆる忖度（そんたく）ができません。

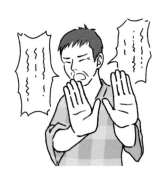

　行間を読めず、文字通りに受け取るという特性もあります。もちろん行間を読むことは決して簡単なことではないのですが、社会のなかでは多くの人が意識する・しないにかかわらず、行間を読みながら生活しています。ところが脳に発達障害があると、それが難しい。文字通りに受け取ってしまうのです。結果、普通の生活をすることが若干、

難しくなります。

　部屋を片付けられないという特性もあります。もちろん ASD であるかどうかにかかわらずこういう人はたくさんいますので、難しいところではあります。着目点は、物を捨てるときの判断です。なかなか捨てることができずにいる人のなかには、今回のように「間違ってないけれど、何か違うな」という人が少なからずいるかもしれません。

本人に行動の背景を尋ねてみる

　このような場面での対応ですが、本人にその行動の背景を尋ねることが適切な対応のヒントを得る近道になると言われています。ですからあれこれ考えることも必要ですけれども、まずは尋ねてみることも大事なのです。どうしてそこにこだわっていて、なぜ今日そうしないといけないんだろうといったことを、本人に質問できるようでしたら質問してみてください。

　臨床の場って非常に難しくて、こういうことが起こったときに、ストレートに聞くのは少しはばかられますよね。多くの看護師がためらってしまうと思います。でも、そこを一歩踏み込んで聞いてみるというのも、時には必要だと思います。患者さんを 慮 ることも大事だけれども、そればかりではうまくいかないことも現実的にはあります。私はそう考えています。

４章

看護師が難しさを感じる場面のアセスメントと対応

患者さんが怒りを表出したとき

　次は、患者さんが怒り出したときについてです。困ってしまう場面ですよね。ただ、患者さんが怒りを表出することはめずらしいことではないと言われています。ですから、あまり自分を責めないということも必要かもしれません。

患者さんが怒りを表出したとき

- 患者さんが怒りを表出することはめずらしいことではない。
  進行がん患者さんの約9％が病的なレベルで怒りを感じている[3]。
- 患者さんに怒りをぶつけられることで、医療者にはさまざまな感情がわき起こる。
- 特に、身に覚えのないことで怒りをぶつけられたと感じると、言葉をさえぎる、反論する、距離を置くなどの防衛的態度をとりがちである。

　進行がん患者さんの約9％が、病的なレベルで怒りを感じているという報告があります[3]。つまり単に怒っているというレベルを超えて、「これはあまりにも怒りすぎだろう」という人が、患者さんが100人いたら10人ぐらいはいる感じです。この割合を頭に入れておけば、「この人、もしかしたらそうかもしれない」ということに気づけるかもしれません。

怒りをぶつけられると、私たち看護師にもさまざまな感情がわき起こります。理不尽に怒りをぶつけられると、「こんなにきちんとやっているのに」「こんなにあなたのことを思っているのに」という感情がわき起こっても不思議なことではありません。その傾向はまじめな医療者ほど強いように思います。その結果、患者さんの言葉をさえぎって反論してしまうことがあります。逆に、患者さんのところに「怖いから行きたくない」となってしまうこともあります。本来は次の説明のために訪室しなければいけないにもかかわらず、なかなか足が向かずに距離をおいてしまうこともあるように思います。

患者さんの怒りに巻き込まれないように、冷静さを保つ

　アセスメントするときに大事なのは、患者さんの怒りに巻き込まれないことです。つまり、冷静になるということですね。一呼吸おいて、「何か怒ってるぞ」ということを自分に言い聞かせ、「どうして怒ってるんだ？」ということを冷静に考えることが大事です。そうでないと、気がつくと相手の激しい怒りに巻き込まれている可能性がとても高いです。まずは落ち着くことが大切です。

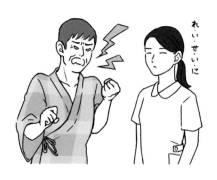

れ・い・せ・い・に

◉患者さんの心身の状況を確認する

　心身の状況や環境が怒りにつながっていることは多いです。特に身体的苦痛が和らいでいないと怒りやすくなります。いわゆる易怒性が高くなるのです。普段の穏やかな様子とはまったく違って、みんなに

106

当たり散らすようなことが起こります。「どうですか？」といつものように声をかけたら、「痛いに決まってるじゃないか」のように、ものすごい怒りで返された経験のある人もいると思います。

　そのほかの心身の状況としては、脳転移やせん妄の可能性が考えられます。また、薬剤の影響ということもあります。もしその可能性が気になったら、薬剤師などに相談しながら状況を確認することも必要です。

●患者さんと医療者とのコミュニケーションは不足していないかを確認する

　面会状況も大事です。また、患者さんと医療者のコミュニケーションが不足してしまうと、患者さんは「本当に1人ぼっちになってしまった」「もう自分にはどうにもできない」といった気持ちが強まり、自分自身をコントロールする感覚が失われていくこともあります。すると、絶望感にその人のもともとの性格などが相まって、激しい怒りが出てくることもあると思います。

　アセスメントする際に大切なことは、包括的にみていくことです。怒りがあると、どうしてもそこにだけ注目してしまいます。でもそれではダメです。本書のはじめの方に、包括的アセスメントを紹介しました。これをぜひ実践してください。そして、私たち医療者とのコミュニケーションはそもそもうまくいっているのか、医療者同士が本当にちゃんと連携できているのかなどを見直してみてください。そういったアセスメントが大切になります。

医療者に非がある場合、まずは謝罪する

　私たち医療者側に非があるということも、やはりありますよね。そういった場合は、謝罪することが鉄則です。

どう対応するか [4)]

- 医療者に非がある場合は言い訳や釈明に走ることなく謝罪する。
- 怒りの原因が誤解である場合には丁寧に説明する。
  - 自身の感情や表現に注意を払う。
- 怒りの原因を患者さんとともに考える。
  - 安易な言葉かけやアドバイスは控える。
- ASD 特性の視点で患者さんの言動を眺めてみる。
  - 怒りが強いときは、無理に対応せずその場から離れることも一つの方法。

　謝罪については難しい側面も確かにあります。謝罪することで患者さんとの関係を構築し直そうという考え方がある一方で、医療過誤という問題があるからです。病院によっては、「あまり謝っちゃいけないよ」と指導されていることも少なくないと思います。

　ここからは私の個人的な考えですが、非があったときはやはり謝るべきだと思います。それが人としての道です。ですから病院の方針などにはあまり忖度する必要はないと思います。もちろんこれは私の考え方です。実際の対応としては、皆さんが置かれているそれぞれの状況で判断していただくしかありません。

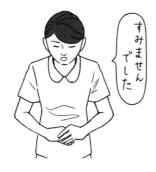

◉誤解の場合は時間をおいてから丁寧に説明する

　怒りの原因が誤解である場合もあります。その場合には、まずは少し時間をおきます。怒りがおさまるのを待つのです。それから、丁寧に相手の感情や表現に注意を払いながら説明します。

◉患者さんと一緒に怒りの原因を考える

　怒りの原因があまり明確ではない場合もあります。こういうときは、患者さんと一緒に原因を考えてみるのも一つの対応方法だと思います。「どうしてこんなに腹が立つんですかね。一緒に考えてみましょう」というやり方です。

　本人すら怒りの原因がわからない場合があるということは、「大丈夫ですよ」とか、「今度からこうしますから問題ないですよ」のような、安易な言葉かけはやめたほうがいいという意味にもなります。「こうしたほうがいいですよ」というアドバイスも避けたほうがいいように思います。その声かけやアドバイスが、怒りの原因とマッチしたものなのかどうか、まったくわからないからです。

● ASD 特性という視点でみてみる

　最後に、ここでも ASD の特性という視点から患者さんの言動をみてみることが役立ちます。

　まず1つ考えられる対応は、患者さんから少し距離を置くことです。無理にその場を立て直そうとせず、いったんその場を離れてみるのです。ただ、これはよく考えたうえで実践してください。ASD の人に対してだから使える策だということを忘れてはいけません。だって考えてみてください。怒っている人に対して、何も対応せずにその場を離れてしまうなんて、普通なら無責任の極（きわ）みみたいな行動です。あくまでも、患者さんの特性を見極めたうえで実践する対応だということを覚えておいてください。

発言力の大きい遠方のご家族が出現したとき

　最後にご家族への対応についてお話ししておきたいと思います。皆さんはおそらく、ご家族に関してもいろんな「困ったな」という出来事を経験していると思います。ここでお話しするのは、患者さんの病状が進行するなかで、普段はまったくお見舞いに来ないご家族が来られたときの対応です。こういったご家族のなかには、非常に大きな発言力を持っておられるケースがあります。

発言力の大きい遠方のご家族が出現したとき

- 患者さんの病状が進行した状態を知らされた遠方にいるご家族が面会に来て、病状について説明したにもかかわらず、患者さんの治療についての意向（治療継続や延命処置の希望など）を強く訴える。
- いつも患者さんの身近で介護しているご家族も何も言えない状況である。
- 医療者は患者さんの病状や現状での適切な治療について説明を行うが、ご家族は納得できない状況で、時には怒り出すこともある。

　こういったご家族に病状などを説明すると、それまでの状況にはかかわりなく「治療も絶対やってもらわないと困る」「延命は絶対してほしい」などと言われることがあります。これはそのご家族の気持ちに基づく訴えですね。

　もう1つ、ここで困った状況が起こることがあります。それは、いつも身近でお世話をしている人が何も言えなくなってしまうことです。例えば高齢の親が入院されて、子どもさんがお見舞いにくるという場面が考えられます。日ごろから親子でコミュニケーションを図っていれば問題はないのですが、忙しかったり遠方に住んでおられたりして、親御さんの状況を子どもさんが十分に把握できていないということも少なからず見受けられます。こうした子どもさんがお見舞いに来られると、いろいろとご自分の考えを話されます。その声に押されてしまって、日ごろからお世話をしている人が何も言えなくなってしまうのです。次ページのイラストで言うなら、ご病気なのはお父さまでしょ

うか。息子さんや娘さんがそばで心配そうにしているのですが、日ご
ろからお世話をされている奥さまは遠ざけられて何も言えなくなって
いるようにみえます。

　お見舞いに来られた人はご家族などの近しい関係の方でしょうから、
患者さんを思う気持ちもあって「こうしたい。こうしてほしい。ああ
してほしい。それは望んでいることじゃない」というように、さまざ
まな要望を話されます。気持ちはわかりますが、医療者としては「ど
こで折り合いをつけたらいいんだろう」「どこまでを聞き入れたらい
いんだろう」と、すごく困ってしまうのではないでしょうか。

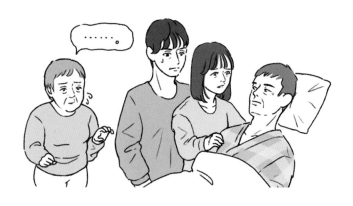

●家族にはそれぞれの歴史があると認識する

　この状況に限らないのですが、ご家族のアセスメントや対応を考え
るうえで大切なことは、「家族にはそれぞれの歴史がある」と認識して
おくことです。患者さんも含めて家族とは、そのありようが非常にさ
まざまです。そのことを私たちは肝に銘じておかなければなりません。

発言力の大きい遠方のご家族が出現したときのアセスメントと対応

- 家族はそれぞれ家族としての歴史を有している存在であり、家族のありようはさまざまである。
- ご家族は大切な家族の一員を喪失するという苦悩を抱えている。
- 病状が進行した患者さんに対して、ご家族は「自分（たち）は何もできない」と無力感を抱くことが多い。
  →予期悲嘆について理解する。
- 「今、この家族に何が起こっているのか。なぜ起こっているのか」の視点からご家族をとらえなおして、必要なケアを行う。
  - 患者さんの安楽が保たれているか。
    →第一に苦痛の緩和を図る。
  - どのような苦悩や心配ごと、希望を持っているのか。
    →ご家族ができることを提案する。
- 家族は単純な因果律では説明できないことも多く、変えることができることもあれば、変えることができないこともある。

　ややもすると、医療者である私たち自身の家族観で患者さんご家族をみてしまうことがあります。私たちは誰でも、じつは非常に強い家族観を持っています。それに引っ張られてしまって適切な看護ができないときがあるんです。ですから家族ケアの研修などでは、最初に「あなたにとって家族とは誰ですか？」というテーマに取り組みます。書き出したりディスカッションなどをしたりして、「私は家族というものをこんなふうに思っているんだ」ということを自ら認識します。自分の家族観に気づくことが、他者には他者の家族観があるという理解に

つながるのです。「それぞれの家族はそれぞれの歴史があって、ありようがさまざまなんだ」ということをぜひ念頭に置いてください。

● ご家族の苦悩にも配慮する

　2つ目のポイントとして、目の前にいる"困った"ご家族は、大事な家族の一員を失うという事態を前にして苦悩している存在であることを理解しなければいけません。これもわかっているようでいて、ややもすると忘れてしまうのです。ご家族が苦しんでいることよりも、「いやいや、苦しいのは患者さんなんですよ」という方向に私たちの思いは行きがちなのではないでしょうか。

● 予期悲嘆について理解する

　病状が進行した段階で面会に来られたご家族が感じるのは、無力感ではないでしょうか。「何もできない」「何もできなかった」という思いを抱く人が多いです。これは予期悲嘆ですよね。そこで私たち医療者は、予期悲嘆を理解したうえで対応することも大事になります。これが3つ目のポイントです。

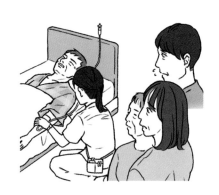

自分が無力だと感じると、誰かに「何とかして」とすがりたくなりますよね。誰かに何とかこの状況を変えてほしいと願っているのです。それが私たち医療者からすると「困ったことをおっしゃる」とみえるのですが、無力感を抱いたご家族の立場になって考えると、ごく自然なお願いの気持ちだと理解できます。

● ご家族に起こっていることとその理由を全体でとらえ直す

　ポイントの４つ目は、今このご家族に何が起こっているのか、なぜ起こっているのかという視点から、そのご家族全体をとらえ直して必要なケアを行っていくことです。具体的にはまず、患者さんの安楽が保たれているのかをあらためて確認しましょう。患者さんが安楽ではないのに医療者が「穏やかですよ」と言っても、ご家族からすると「えー？」ってなってしまいますよね。でも、時にそういう場面に出くわすことがあります。「これは明らかに苦しそうだね」ということもありますから。苦痛の緩和は、まず第一に考えるべきことです。そして、それぞれの人の苦悩や心配事、希望を聞いて、ご家族が一緒にできることを提案していくことが、特に差し迫った状況におけるケアでは大切だと思います。

● 「家族」の難しさを認識しておく

　最後のポイントは、家族というものの難しさを認識しておくことです。家族には、単純な因果律では説明できないことがたくさんあります。「こうなったからこうなんだ」とはいかないのです。今、家族の

多様化が日本社会でも広く認識されています。私たちが知っている家族のありかたや、私たちが考えるような因果律には当てはまらないご家族と出会う可能性も、どんどん高まっているのです。

　最期のときが近づいてきて、残された時間が短くなると、家族のわだかまりなどが解けてなんとかなるのでは、と思いがちです。確かにそういうケースもありますが、最後の最後まで、やはり変えることができないものも家族にはあります。この現実を理解することも、私たち医療者には求められます。

　私はずいぶん前に、ご家族からいわゆる親子の縁を切られた息子さんのお世話をさせていたくことがありました。ある日、お母さまが病院に来られました。私は若かったこともあって、お母さまのご苦労よりも息子さんの気持ちに思いを馳せる部分が多くありました。そのため、お母さまに対して、何とか息子さんを認めてあげてほしいという気持ちを持っていました。そういう私に対してお母さまは、「自分の息子なのでもちろんとても大切な存在だ。何とかしてあげたいとは思う」と前置きしたうえで、「でもこの子が、周りの人に迷惑をかけたことを考えると、今さら親子の関係を変えることはできないんです。それをしてしまうと、私が世間様に対して顔向けできないことになります」とおっしゃいました。

　当時の私は、半分はわかり、半分はその心情を十分理解できなかったというのが正直なところです。「そんなものなのかな」と思ったことも事実です。でも経験を積んで人生を重ねてくると、「確かにそういう思いもあるだろうな」と思うようになっていきました。今は、そ

うとしか言えなかったお母さんのつらさもわかるようになりました。でもその当時は「もうちょっと何とかならないのかな」という思いを持っていたのも事実です。

引用・参考文献

1) 白井由紀．"緩和ケアにおけるコミュニケーション"．緩和ケア．第3版．東京，医学書院，2020，55-6．
2) 大谷弘行ほか．「クレームが多い、ルールが守れない」患者．緩和ケア．28 (5)，2018，355-8．
3) Kissane, DW. Psychological Morbidity in the familes of patients with cancer. Psycho-Oncology. 3 (47), 1994, 47-56.
4) 白井由紀．前掲書1．2020，52-3．
5) 宮岡等、内山登紀夫．大人の発達障害ってそういうことだったのか その後．東京，医学書院，2019，328p．
6) 川名典子．がん患者のメンタルケア．東京，南江堂，2014，240p．

5章

発達障害の影響を
考慮した対応

発達障害の実態

● ASD の有病率

　ここからは、発達障害の影響を考慮した対応について整理したいと思います。発達障害については、3章でも詳しく説明しましたが、特に自閉スペクトラム症（ASD）についてみてみましょう。ASD は基本的には小児からわかると考えられていますが、5歳児における国内の ASD の有病率は3.22％です[1]。皆さんはこの数字を多いと思いますか？ それとも、思っていたよりも少ないと感じますか？

　これは、国のレベルで言うと、それまで考えられていたよりも高い有病率だと言われています。3.22％というのは5歳の子どもの場合なので、私たちが臨床の現場で普段出会っている大人だと、この人たちがどんどん累積していくので、かなりの数がいるということになりますよね。

● 症状の併存率は9割近い

　ASD は、注意欠如・多動症（ADHD）、発達性協調運動症（DCD）、知的発達症（ID）などの神経発達症（NDD）と併存するケースが多く、併存率は88.5％と言われています[1]。これも問題になってくるポイントだと思います。

ASD の有病率

- 5歳児における国内の ASD 有病率は 3.22% であり、これまでわが国で考えられていたよりも高い[1]。
- ASD は注意欠如・多動症（ADHD）や発達性協調運動症（DCD）、知的発達症（ID）などの神経発達症（NDD）と併存するケースが多く、併存率は 88.5% である[1]。
- 幼少期に大きな不適応に至らず、知的能力も平均以上の場合は、社会人になってから気づくことがあり、近年、大人になってから診断されることが多くなっている。
  - 大人になるにしたがって臨機応変な行動や柔軟なコミュニケーションが求められるが、うまくいかず初めて医療機関を受診し、背景に ASD があるとわかる。
  - 仕事などのストレスで気持ちの落ち込みが続き受診したところ、精神疾患は二次障害で背景に ASD があるとわかる。

大人になってからの診断も増えている

　幼児期に大きな不適応に至らず、知的年齢も平均以上の場合は、社会人になってから ASD に気づくことがあります。近年、大人になってから ASD と診断されることが多くなっているのです。この点について私は、ASD を専門にされている精神科医の医師にお話をうかがったことがあります。先生がおっしゃるには、患者さんは最初、抑うつ状態ぐらいで受診をされることが多いようです。そして何度か診察

をして、薬も処方してということを重ねていくなかで、「何だか少し、通常のうつとは違うな」と感じることがある。そこで初めて、もしかしたら ASD が背景にあるかもしれないと考える、と教えてくれました。それぐらい、簡単には診断ができないものなのだそうです。

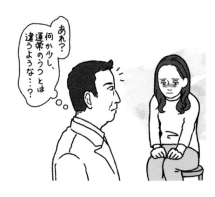

　だから、簡単に「この人、ASD だよ」と言ってしまわないように、私たちはすごく注意しなければならないと思うのです。何かちょっと困ったことがあったら、「この人は ASD だ」というふうなレッテルを貼ってしまう可能性がけっこうあると思います。そこはくれぐれも気をつけていただきたいと思います。

● ASD として理解しようとすることのメリットとデメリット

　ここでのポイントは、その患者さんが ASD かどうかということではありません。関わりづらさを感じる患者さんの背景として、もしかしたら ASD が隠れているかもしれないから、そこに気づいて適切な関わり方をしようということがポイントです。皆さんが本当に関わり

方に困ったとき、ASDについての知識があれば困りごとを解決できる可能性がありますからね。それは医療者にとってはもちろんですが、ご本人にとってもメリットが大きなことです。そういう意味で、ASDについて考えを深めてもらいたいと思っています。

発達障害の影響を考慮したマネジメント

発達障害の影響を考慮したマネジメントについてまとめたのが、次ページの表です。詳しくまとめられていますので、ぜひ参考にしてください。例えば、患者さんの困難さが書かれています。医療者も確かに困っていますが、患者さんも、どうすることもできなくて困っているんです。そういった視点が大切だということが、この表からはあらためてみて取れると思います。さらにそうした患者さんの困難さに対して、医療者が行える対応例とその理由もまとめてあります。具体的に少しみていきましょう。

優先順位をつけて一つずつ

ルールや習慣、場所などのこだわりがあり、変化に対して不安や怒りを抱いてしまう。ASDにはそういう特性がありました。そこで私たち医療者が行える対応としては、無理に患者さんのこだわりを改善させようとせず、予定表を作成するなど、入院生活での新たな習慣を示すということですね。

発達障害の影響を考慮したマネジメント

患者の困難さ	医療者が行える対応例	理　由
・ルールや習慣、場所などのこだわりがあり、変化に対して不安や怒りを抱いてしまう（片付けられない）	・無理に患者のこだわりを改善させようとせず予定表を作成するなど入院生活での新たな習慣を示す。 ・患者自身に取り入れてもらいたい習慣（セルフケアなど）を複数ではなく、1つ提示できるように、病棟スタッフ内であらかじめケアの項目を順位付けし目標の設定を行う。	・ASD傾向の人は想像力を働かせることが苦手なので、何かいつもと違ったことが起こると不安になり、時にはパニック状態となることがある。また、ADHD傾向の人は、同時に2つ以上のことをこなすのが苦手であるので1つずつ何を優先に行えばよいか提示する必要がある。
・予定の変更に対してうまく対応できない。 ・ケアの説明をしても行動に移せない（理解したようでも忘れる．または実行できないことが多い）。	・検査の予定表やケアや処置の流れなどを視覚的に伝える。 ・例：1日の時間割、曜日ごとの日程表、ケアの作業の手順を図や写真を使うことなど構造化して伝えることで安心して行動できるように配慮する。 ・急な予定変更はできる限り早めに伝え、できれば変更になったことを紙に書く。 ・口頭で伝えるときは、単純明解を心がけ、いつまでに何をすればよいかを具体的に示す。	・ASD傾向の人においては、視覚的支援が効果的であると言われており、視覚的情報のほうが聴覚的情報よりも処理しやすい。また、ADHD傾向の人は仕事の段取りを考えたり、複数の仕事をこなすことが苦手であるのでスケジュールや優先順位をリストアップすることは改善の1つであり、自分なりの解釈により理解を妨げられることを防ぐ。
・すぐカッとなり衝動的に声を荒げてしまう。	・怒りが強いときは、無理に対応せずにその場から離れることも対応の一つである。	・ADHD傾向の人は結果や結論をすぐに決めてしまい、自分のペースに周りがついてこないことに衝動的になることがあるが、激しい怒りは持続しない場合が多い。
・変化に対してパニックになりやすく、怒りにつながってしまう。	・怒りの引き金を話し合い、原因をなるべく避けたり、改善することを一緒に考えたりするなど、患者にとっても対応しやすい環境をつくる。	・ASD傾向/ADHD傾向どちらの人も、パニックになってからのコントロールは難しいので、怒りの傾向を患者が知ることや回避するためにどうしたらいいかを考えることが改善につながることもある。
・苦痛症状の比較や評価を伝えることが難しい。	・無理に自己評価を得ようとせず、行動範囲や患者の入院生活の状況をみて客観的に評価することも一つである。	・ASD傾向/ADHD傾向どちらの人も、目の前の症状に対して敏感であり、背景には不安の要素も関係していると考えられる。

［坂田、2018］（文献2より改変）

患者さん自身に取り入れてもらいたいセルフケアなどの習慣を1つ提示して、達成を目指していくという対応もあります。ここでのポイントは、提示する習慣は1つだけにすることです。複数ではダメです。1つ提示し、達成できたら次を提示するというふうに、順を追って進んでいくことが大切です。提示する習慣の優先順位については病棟スタッフであらかじめ話し合い、共有することも大切です。

　このように対応する理由は、ASDの場合は同時に2つ以上のことをこなすのが苦手だからです。ですから優先順位をつけて、1つずつ順にこなしていくのです。

●「視覚的に」「できるだけ早く」「単純にして」伝える

　予定の変更に対してうまく対応できないという困難さもありました。「予定が変わりました」と言ったら、「何で変わったの？」というところに執着してしまうのです。特性であるこだわりの強さが、こういうところにも現れます。このような場合は、検査の予定表を作ったり、処置などの流れを図にしたりして視覚的に伝えます。わかりやすく伝えることが大事なのです。

　加えて、予定変更はできるだけ早く伝えます。その際には、紙に書いて伝えることが大事です。「言った、言わない」「聞いた、聞いてない」みたいなことになる可能性はやはりゼロではありませんので、紙に書いて渡しておくようにします。また、単純に伝えることも大切です。予定の変更に至ったさまざまな事情は、あくまでも医療者側の都合です。それを説明して理解を求めるよりも、「今日の予定はこのよ

うに変更になりました」ということをシンプルに伝え、わかってもら
うことのほうが大切です。

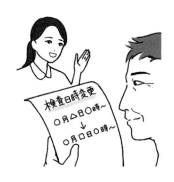

怒りが強い場合は、その場から一度離れる

　ADHDにはすぐカッとなり、衝動的に声を荒げてしまうという特
性もありました。怒っている患者さんに対しては、医療者としても非
常に対応に困るものです。しかしADHDの傾向があることがわかっ
ていれば、無理にその場をおさめようとせずに、その場から一度離れ
るという対応も選択肢の一つだというお話をしました。

　なぜそのような対応をするかというと、ADHDの特性として「結
果や結論をすぐに決めてしまいがち」というものがあるからです。自
分のペースに周りの人がついてこないと、衝動的になることがありま
す。そういうときは、時間を置くことが必要です。また、看護師がそ
の場にいると怒りの感情がおさまりにくいので、あえてその場を離れ
ます。そういった対応が、患者さんにとっても看護師にとっても大切
です。

患者さんが怒っているときは、看護師もどうしていいかわからなくて、必要以上にお部屋にいてしまうことがあります。長くいることで余計に怒りを買ってしまうこともあります。そうならないためにも、一度その場を離れるという判断が必要になるのです。

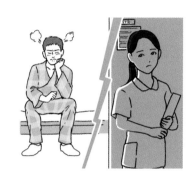

入院生活を観察して患者さんの状態を客観的に評価する

　ASDの傾向がある方は、ご自身の苦痛症状の比較や評価をうまく伝えられずに困っているという面もあります。となると私たち医療者は、状況をみながら客観的に評価していく必要があります。これはASDに限ったことではありません。ご自身の状態をうまく評価して伝えられない方は少なくありません。そういった場面では、私たちが入院生活の様子をみながら、必要な評価を客観的に行っていくことが大事です。

過度な刺激・負担を避ける

　目の前の症状に対して非常に敏感だという特性もあります。感覚が

すごく研ぎ澄まされていると言っていいのかもしれません。例えば、すごく音に敏感なタイプの ASD の人もいらっしゃいます。外部からの刺激や情報に対して非常に敏感なのです。その場合、外部からの刺激が多い状態になると、不安が全面にでてきやすいのです。そういうことを踏まえると、過度に負担をかけないことも大事になると思います。

引用・参考文献

1) Saito, M. et al. Prevalence and cumulative incidence of autism spectrum disorders and the patterns of co-occurring neurodevelopmental disorders in a total population sample of 5-year-old children. Molecular Autism. 11 (1) , 2020, 35.
2) 坂田尚子.「こだわりが強く怒りっぽい患者」への対応. 緩和ケア. 28 (5). 2018, 352.
3) 宮岡等、内山登紀夫. 大人の発達障害ってそういうことだったのか その後. 東京, 医学書院, 2019, 328p.
4) 川名典子. がん患者のメンタルケア. 東京, 南江堂, 2014, 240p.

6章

まとめ

緩和ケアにおいて看護師が感じる
関わりづらさ

　本書は、緩和ケアにおいて看護師が関わりづらさを感じる場面について考えてきました。緩和ケアというのは、がんと診断されたときから患者さんのつらさを和らげ、患者さんの生活の質をより良いものにしていくことを目的にしています。これは皆さんも重々わかっていらっしゃることかなと思います。

　こうした目的のために、看護師は良かれと思って患者さんと関わっていきます。ところが患者さんは、急に怒り出したりします。何かにものすごくこだわって、ケアが前に進んでいかないこともあります。「これはいい。後でいい」と言われてしまったり、「もう今日は絶対しない」と言われてしまうこともあると思います。なかには、「そんなことは聞いていない」と言ってパニックになる患者さんもいると思います。

　こういったときに、「何とかしたい」と思いつつも、「何かこの人の言動って、ちょっと違うんだよな」といった違和感を覚えて、「どうしたらいいんだろう？」と悩まれたこともあるのではないでしょうか。それが関わりづらさというものにつながっていると思います。

　「どう対応しようか」と悩むと同時に、私たち看護師は、やはり困っている患者さんやつらそうにしている患者さんに対して、「そうだよね。つらいよね」といった共感の気持ちをもちます。昔なら「白衣

の天使」として、そうした共感の気持ちをずっともっているものだと考えられたかもしれませんが、私たちだって人間です。対応に悩むような患者さんとの関わりを重ねているうちに、そういった共感の気持ちがどうしても薄れてしまうこともあります。これはある意味、しかたないことだと思います。また、「これから先、いったいどうしたらいいんだろう？」というふうな見通しの立たなさからくるやるせなさや、「自分は何もできない」という無力感にさいなまれてしまったりもします。

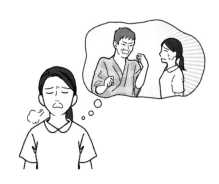

全人的視点からのアプローチが助けになる

　このような状況になったとき必要なのは、全人的視点からアプローチすることです。これは、本書の最初のほうにお話しした包括的なアセスメントのことでもあります。全人的といっても、患者さんを正面から丸ごとつかもうとする必要はありません。トータルとして、つま

り全人的に患者さんをみるということを心がけたらいいと思います。

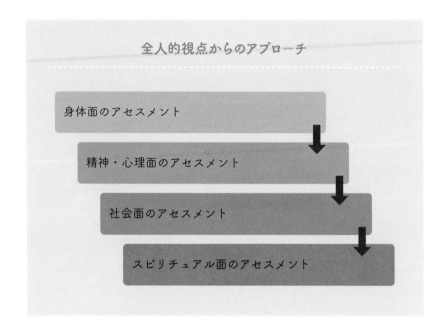

患者さんに関わりづらさを感じるときの対応で心がけること

　関わりづらさを感じるときの対応での心がけについて、あらためてまとめとして紹介したいと思います。

患者さんはストレスの多い出来事を経験している

　まずは、患者さんに関わりづらさを感じるのはどんなときなのかをあらためて考えます。患者さんは、がんの診断・治療・再発などのス

トレスの多い出来事を体験している状況ですよね。「そんなことはわかってるよ」という人もいるとは思うのですが、もう一度、そのことを念頭に置いてください。

● レッテルを貼る前に距離を置く

「この人は難しいな」と感じて、自分のなかでレッテルを貼ってしまうことがあると思います。その前に、少しだけその患者さんとの距離を置いてみましょう。近づきすぎると全体は見えなくなるものです。全体を見るために、少し距離を置いてみましょう。

● 患者さんの立場から状況をみつめ直す

そして、患者さんの立場からその状況をみつめ直してみましょう。がんがわかったとき、治療が続いて苦しいとき、再発してしまって「もうこれ以上の治療はありません」と言われたとき。そういった状況を患者さんの立場に立ってみつめ直してみてください。

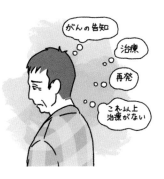

一気にすべてを理解しなくてもいい

　あせらないことも大切です。一気にすべてを理解する必要はないのです。まずは「この部分はよくわかる」というところから理解し、その部分から関わることが大事です。例えば、身体症状の緩和がうまくいっていないのだったら、「そうですよね。こんなに体がしんどかったら、何か考えるのも嫌になりますよね」といったところから始めるのです。体のつらさって、ある意味、共感しやすいと思うのです。そういった部分からスタートしてもいいと思います。

　看護師は、職業の特性として「全部を知っていないといけない」「全部をより良くしていかないといけない」と考える人が多いと思います。それはすごく大事なことではあるのですが、実際にはなかなかその通りにはいきません。それならば、まずは理解できるところから始めればいいと思います。

ASD 特性の視点から考えてみる

　そして、本書では ASD のことをかなり詳しくお伝えしました。ただ、そのなかでもお話ししたように、ご紹介した ASD の特性がそのまま皆さんの目の前におられる患者さんに当てはまるわけではありません。ASD は非常に多様で個別性が高いのです。そのことを踏まえたうえで、「なぜ、この患者さんは関わりづらいのか」を考える 1 つの視点として、ASD の特性を思い出してください。そうすることで、関わりづらさの理由や適切な関わり方が見えてくることもあります。

もちろん、ASD ありきで患者さんをみつめればいいというわけではありません。あくまでも ASD は、患者さんをアセスメントする視点の1つです。くどいようですが、とても大切なことなので忘れないでください。

● ブラックボックスは無理に開けなくてもいい

このようにいろいろと気をつけても、「やっぱり理解できない」というときはあると思います。私もあります。私にとってそれは、いわばブラックボックスです。中身がまったくわからない。もちろん患者さんにとっては何らかの理由やこだわりがありますから、ブラックボックスでも何でもないのです。

このようなブラックボックスと出会ったときは、無理にこじ開けずにいましょう。そう言う私も、看護師になりたてのころはブラックボックスを残しておくことは申し訳ないような気がしてしまって、なんとか開けようとしていたのです。でも、今では無理に開ける必要はないと思うようになりました。

ブラックボックスと言いましたが、これはパンドラの箱でもあると思います。パンドラの箱ですから、開けるかどうかを決めるのはご本人です。私たちではありません。私たちにできるのは、ご本人やご家族が「開けたい」と言ったときに、開けられるように準備を整えておくことです。そして、なかから何がでてきても腰を抜かさないようにしておくことです。「心の足腰」を鍛えておかないとダメですね。

無理に理解したり解決しなくていいとわかっていても、やはりその

ままにしておくのは、医療者としては心苦しく感じることもあります。「もう少し何かヒントがあれば、理解できるのに」と思ったりしてしまうのです。私たち看護師は、職業の特性として困りごとを解決してあげたいし、相手の役に立ちたいと無意識のうちに考えるものです。ですから、「そのままにしておく」ことがじつはとても大変です。でもそこは踏ん張って、「わからない」「解決できない」を受けとめてもらいたいと思います。

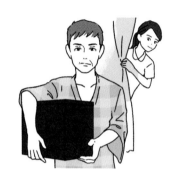

お互いが聴きあえる関係を作っていく

あとは、お互いが聴きあえる関係を作っていくことです。看護師が患者さんのことだけを聴く関係では、患者さんといわゆるフラットな関係であるとは、決して言えないと私は思っています。患者さんからも看護師に質問ができる、お互いが聴きあえる関係を徐々に作っていくことを心がけてください。

自分の考えや感情、意見などをなかなか言葉にしないのは、看護師のコミュニケーションの特徴でもあります。これはある意味、職業教

育の結果です。私たちはそういうふうに教育されてきたのです。もちろん、そのことが必要になる関係性というのもあるでしょう。しかし本書で皆さんと考えてきた「関わりづらいと感じる患者さん」への対応としては、それでは不十分です。ぜひ、お互いが聴きあえる関係を作ってください。私も日々、そう心がけながら患者さん一人ひとりと関わっています。

患者さんに関わりづらさを感じるときの対応での心がけ

● 患者さんはがんの診断、治療、再発などのストレスの多い出来事を体験していることを念頭に置きましょう。
● 「難しい人」とレッテルを貼る前に、少し距離を置いてみましょう。
● 患者さんの立場からその状況をみつめ直してみましょう。
● 患者さんのすべてを理解しようとせず、まず理解できるところから関わり始めましょう。
● 理解を助けるために ASD の特性という視点が役に立つことがあります。
● 理解できないことは「そのままで」心に留めておきましょう。
● お互いが聴きあえる関係を徐々に作っていきましょう。

索引

著者略歴

田村恵子

大阪歯科大学 医療イノベーション研究推進機構 事業化研究推進センター 専任教授
京都大学名誉教授
がん看護専門看護師

略歴

1996年　聖路加看護大学大学院看護学研究科修了
1997年　がん看護専門看護師認定を取得
2006年　大阪大学大学院医学系研究科修了（医学博士）

わが国におけるホスピス緩和ケアの草分けである大阪市・淀川キリスト教病院で27年間、看護師として勤め、2008年にはその姿がNHK『プロフェッショナル 仕事の流儀』にて放映された。2014年1月より京都大学大学院医学研究科 人間健康科学系専攻 緩和ケア看護学分野 教授。2023年4月より現職。2015年7月より、地域で生活するがん患者や家族が対話を重ねて生きる知恵を育む市民活動「ともいき京都」を開始し、仲間とともにケアリングコミュニティの創成を目指している。

著書に『看護に活かす スピリチュアルケアの手引き 第2版』（編著、青海社、2017年）、『共に生きるスピリチュアルケア』（分担執筆、創元社、2021年）、『系統看護学講座 別巻　緩和ケア』（分担執筆、医学書院、2020年）などがある。

本書は、2021年10月に収録した当社セミナー「緩和ケアにおける関わりづらさを感じるときのコミュニケーション」を再構成したものです。

緩和ケアで関わりづらさを感じたら
－患者背景をふまえたアプローチ

2023年6月1日発行　第1版第1刷

著　者　田村 恵子

発行者　長谷川 翔

発行所　株式会社メディカ出版
　　　　〒532-8588
　　　　大阪市淀川区宮原3-4-30
　　　　ニッセイ新大阪ビル16F
　　　　https://www.medica.co.jp/

編集担当　加藤万里絵／木村有希子／
　　　　　安宅ふらの

編集協力　ウィルベリーズ

装　　幀　市川 竜

本文イラスト　早瀬あやき

組　　版　株式会社明昌堂

印刷・製本　株式会社シナノパブリッシングプレス

ISBN978-4-8404-8177-9　　Printed and bound in Japan

当社出版物に関する各種お問い合わせ先（受付時間：平日9：00〜17：00）
●編集内容については、編集局 06-6398-5048
●ご注文・不良品（乱丁・落丁）については、お客様センター 0120-276-115

著者略歴

田村恵子

大阪歯科大学 医療イノベーション研究推進機構 事業化研究推進センター 専任教授
京都大学名誉教授
がん看護専門看護師

略歴

1996年　聖路加看護大学大学院看護学研究科修了
1997年　がん看護専門看護師認定を取得
2006年　大阪大学大学院医学系研究科修了（医学博士）
わが国におけるホスピス緩和ケアの草分けである大阪市・淀川キリスト教病院で27年間、看護師として勤め、2008年にはその姿がNHK『プロフェッショナル 仕事の流儀』にて放映された。2014年1月より京都大学大学院医学研究科 人間健康科学系専攻 緩和ケア看護学分野 教授。2023年4月より現職。2015年7月より、地域で生活するがん患者や家族が対話を重ねて生きる知恵を育む市民活動「ともいき京都」を開始し、仲間とともにケアリングコミュニティの創成を目指している。
著書に『看護に活かす スピリチュアルケアの手引き 第2版』（編著、青海社、2017年）、『共に生きるスピリチュアルケア』（分担執筆、創元社、2021年）、『系統看護学講座 別巻　緩和ケア』（分担執筆、医学書院、2020年）などがある。

本書は、2021年10月に収録した当社セミナー「緩和ケアにおける関わりづらさを感じるときのコミュニケーション」を再構成したものです。

緩和ケアで関わりづらさを感じたら
－患者背景をふまえたアプローチ

2023年6月1日発行　第1版第1刷

著　者	田村　恵子
発行者	長谷川　翔
発行所	株式会社メディカ出版
	〒532-8588
	大阪市淀川区宮原3-4-30
	ニッセイ新大阪ビル16F
	https://www.medica.co.jp/
編集担当	加藤万里絵／木村有希子／安宅ふらの
編集協力	ウィルベリーズ
装　幀	市川　竜
本文イラスト	早瀬あやき
組　版	株式会社明昌堂
印刷・製本	株式会社シナノパブリッシングプレス

© Keiko TAMURA, 2023

ISBN978-4-8404-8177-9　　Printed and bound in Japan

当社出版物に関する各種お問い合わせ先（受付時間：平日9：00〜17：00）
●編集内容については、編集局 06-6398-5048
●ご注文・不良品（乱丁・落丁）については、お客様センター 0120-276-115